中华传统医药经典古籍

脉经

【晋】王叔和 著

张璐砾 戴铭 刘秋霞 点校

广西科学技术出版社

图书在版编目（CIP）数据

脉经/（晋）王叔和著.—南宁：广西科学技术出版社，2015.9（2024.4重印）
（中华传统医药经典古籍）
ISBN 978-7-5551-0379-0

Ⅰ.①脉… Ⅱ.①王… Ⅲ.①《脉经》 Ⅳ.①R241.11

中国版本图书馆CIP数据核字（2015）第038768号

脉 经
MAI JING

作　　者：［晋］王叔和　著
点　　校：张璐砾　戴　铭　刘秋霞
责任编辑：赖铭洪　　　　　　　　　封面设计：林红娟
责任校对：李　茜　　　　　　　　　版式设计：翁襄媛
责任印制：韦文印

出 版 人：韦鸿学　　　　　　　　　出版发行：广西科学技术出版社
社　　址：广西南宁市东葛路66号　　邮政编码：530023
网　　址：http://www.gxkjs.com　　　编 辑 部：0771-5864716

经　　销：全国各地新华书店
印　　刷：北京兰星球彩色印刷有限公司
开　　本：890mm×1240mm　　1/32
字　　数：130千字　　　　　　　　　印　　张：6
版　　次：2015年9月第1版
印　　次：2024年4月第2次印刷
书　　号：ISBN 978-7-5551-0379-0
定　　价：55.00元

内容提要

《脉经》为中医脉学经典著作之一，西晋王熙（叔和）著，约成书于公元3世纪。

全书10卷，共97篇，约10万字。卷一论述持脉之法及24种脉象；卷二论关前、关后、寸口、人迎、神门等部位脉象的阴阳、虚实变化及其所主脏腑经络病变，兼及三部脉象主病与奇经八脉脉象主病；卷三论脏腑平、病、死脉；卷四、卷五论"遍诊法"与独取寸口法的各部脉象主病及扁鹊、仲景、华佗所以察声色消息生死之理；卷六论脏腑病机与病证；卷七论汗、吐、下、温、灸、刺、火、水等治病之法；卷八论杂病脉证并治；卷九论妇人、小儿脉法；卷十为"手检图二十一部"，图已亡佚，说明文字亦残缺不全。

本书为我国现存第一部脉学专书，不仅辑集载录了《黄帝内经》以来，扁鹊、张仲景、华佗以及"王、阮、傅、戴、关、葛、吕、张"等历代诸家的脉法论述，而且通过其分析归纳、系统整理，对诊脉方法、脉学理论及脉诊临床意义作出了统一规范或明确阐释，使脉学更趋科学实用，具有极高的学术研究和临床应用价值，是中医学习、研究和临床必读之书。

温馨提示：中医药文化是中国传统文化的重要组成部分，数千年来，它为中华文明的发展做出了重要的贡献。通过阅读研究中医经典古籍，可以让我们了解古人是如何看病、用药的。中医经典古籍中的很多治疗经验值得挖掘。同时，由于时代限制和个人局限，这些中医经典古籍中介绍的部分药方的有效性和安全性有待研究，特别是有些中药中含有重金属等物质将会对人体造成伤害。因此，本书的内容不作为疾病防治指南，在具体疾病防治过程中，读者务必咨询专业医生。

点校说明

宋代林亿首次对该书进行了全面的校注工作，他"博求众本，据经为断"，"除去重复，补其脱漏，其篇第亦颇为改易"，并于宋熙宁元年（1068）经国子监刊行大字本，该版本成为《脉经》的定本一直流传于后世。

《脉经》现存主要版本有元天历三年（1330）广勤书堂刻本、明成化十年（1474）毕玉刻本、明嘉靖间赵康王朱厚煜居敬堂刻本、明万历三年（1575）福建布政司督粮道刻本、明书林童文举刻本、古今医统正脉全书本（万历刻本）、清嘉庆十七年（1812）刻本、清嘉庆二十五年（1820）克复堂刻本、清嘉庆间刻本、清道光十三年（1833）蜀中怡山馆刻本、清道光二十三年（1843）黄鈜西溪草庐刻本、清道光二十五年（1845）来鹿堂刻本、守山阁丛书本、清道光间候官朱氏刻本、清道光间刻本、清咸丰六年（1856）芸晖堂刻本、清咸丰七年（1857）张尔炽刻本、清光绪十六年（1890）蜀中何氏刻本、清光绪二十年（1894）上海图书集成印书局铅印本、清光绪二十二年（1896年）新化三味堂刻本、清光绪二十七年（1901）钱熙祚抄本、清光绪间成都黄氏茹古书局刻本、周氏医学丛书本（光绪刻本）、1956年人民卫生出版社影印元代广勤书堂刻本、2013年人民卫生出版社校注本等。

本次点校整理的原则和方法如下：

一、版本选择。以周氏医学丛书本（光绪刻本）为底本（简称"原本"），以1956年人民卫生出版社影印元代广勤书堂刻本为主校本（简称"人卫本"），以2013年人民卫生出版社出版的沈炎南主编《脉经校注》本为参校本（简称"人卫校注本"）。

二、校勘方法。力求保存古籍原貌，以对校为主，佐以本校、他校和理校。

1.底本与校本文字不同，若底本正确而校本有误，保留底本原貌，不出校记；若两者文字不同，可两存其义者，或疑底本有误者，原文不动，出校记说明；若底本有错、脱、衍、倒或底本文义劣于校本者，据校本改、补、删、移，并出校记。

2.底本中的繁体字、异体字径改为通行简体字；对明显的错别字，均据文义径改；涉及中医药名词术语等不规范字，均按现行教科书规范用法径改；药方剂型和制法所用之"圆"字一律改为"丸"。以上改动均不再出校记。

3.凡底本引用他书文献，不悖医理、文义者，均不予校勘。

4.底本为繁体竖排本，现改为简体横排本，其中方位词"右""左"相应改为"上""下"。

5.对中医学中的特殊用字，若用简化字可能引起误解时，如"藏""瘀""瘕"等，仍保留底本原貌不予改动。

三、断句标点。根据文理与医理，对底本原文进行标点，使用现代通行的标点符号，以逗号、句号为主。凡泛指者，如"经云"之类，均不标书名号；凡引用文字，只在其前标冒号，不标引号。

四、体例目录。原书目录与正文内容或正文前后体例不一致时，据其体例文理或校本相关内容互相校正、统一调整，一般不出校记。

由于学养有限，错误难免，敬请指正。

点校者

2015年7月

《脉经》序

脉理精微，其体难辨。弦紧浮芤，展转相类。在心易了，指下难明。谓沉为伏，则方治永乖；以缓为迟，则危殆立至。况有数候俱见，异病同脉者乎！

夫医药为用，性命所系。和鹊至妙，犹或加思；仲景明审，亦候形证，一毫有疑，则考校以求验。故伤寒有承气之戒，呕哕发下焦之间。而遗文远旨，代寡能用，旧经秘述，奥而不售，遂令末学，昧于原本，互滋偏见，各逞己能。致微疴成膏肓之变，滞固绝振起之望，良有以也。

今撰集岐伯以来，逮于华佗，经论要决，合为十卷。百病根源，各以类例相从，声色证候，靡不赅备。其王、阮、傅、戴、吴、葛、吕、张，所传异同，咸悉载录。诚能留心研穷，究其微赜，则可以比踪古贤，代无夭横矣。

晋太医令王叔和撰

目录
Contents

● 卷七

卷一

脉形状指下秘决第一（二十四种）

浮脉，举之有余，按之不足。（浮于手下）

芤脉，浮大而软，按之中央空，两边实。（一曰手下无，两旁有）

洪脉，极大在指下。（一曰浮而大）

滑脉，往来前却流利，展转替替然，与数相似。（一曰浮中如有力。一曰漉漉如欲脱）

数脉，去来促急。（一曰一息六七至。一曰数者进之名）

促脉，来去数，时一止复来。

弦脉，举之无有，按之如弓弦状。（一曰如张弓弦，按之不移。又曰浮紧为弦）

紧脉，数如切绳状。（一曰如转索之无常）

沉脉，举之不足，按之有余。（一曰重按之乃得）

伏脉，极重指按之，着骨乃得。（一曰手下裁动。一曰按之不足，举之无有。一曰关上沉不出，名曰伏）

革脉，有似沉伏，实大而长微弦。（《千金翼》以革为牢）

实脉，大而长，微强，按之隐指幅幅然。（一曰沉浮皆得）

微脉，极细而软，或欲绝，若有若无。（一曰小也。一曰手下快。一曰浮而薄。一曰按之如欲尽）

涩脉，细而迟，往来难且散，或一止复来。（一曰浮而短，一曰短而止。或曰散也）

细脉，小大于微，常有，但细耳。

软脉，极软而浮细。（一曰按之无有，举之有余。一曰小[1]而软。软亦作濡，曰濡者，如帛衣在水中，轻手相得）

弱脉，极软而沉细，按之欲绝指下。（一曰按之乃得，举之无有）

虚脉，迟大而软，按之不足，隐指豁豁然空。

散脉，大而散。散者，气实血虚，有表无里。

缓脉，去来亦迟，小驶[2]于迟。（一曰浮大而软，阴脉与阳同等）

迟脉，呼吸三至，去来极迟。（一曰举之不足，按之尽牢。一曰按之尽牢，举之无有）

结脉，往来缓，时一止复来。（按之来缓，时一止者，名结阳；初来动止，更来小数，不能自还，举之则动，名结阴）

代脉，来数中止，不能自还，因而复动。脉结者生，代者死。

动脉，见于关上，无头尾，大如豆，厥厥然动摇。（《伤寒论》云：阴阳相搏名曰动。阳动则汗出，阴动则发热，形冷恶寒。数脉见于关上，上下无头尾，如豆大，厥厥动摇者，名曰动）

浮与芤相类（与洪相类），弦与紧相类，革与实相类（《千金翼》云：牢与实相类），滑与数相类，沉与伏相类，微与涩相类，软与弱相类，缓与迟相类。（软与迟相类）

平脉早晏法第二

黄帝问曰：夫诊脉常以平旦，何也？岐伯对曰：平旦者，

---

[1]小：此前人卫本有"细"字。
[2]驶：人卫本作"駃"。

阴气未动，阳气未散，饮食未进，经脉未盛，络脉调均，血气未乱，故乃可诊。过此非也。（《千金》同《素问》《太素》，云：有过之脉）切脉动静而视精明，察五色，观五脏有余不足、六腑强弱、形之盛衰。以此参伍，决死生之分。

分别三关境界脉候所主第三

从鱼际至高骨（其骨自高），却行一寸，其中名曰寸口。从寸至尺，名曰尺泽。故曰尺寸。寸后尺前，名曰关。阳出阴入，以关为界。阳出三分，阴入三分，故曰三阴三阳。阳生于尺动于寸，阴生于寸动于尺。寸主射上焦，出头及皮毛竟手。关主射中焦，腹及腰。尺主射下焦，少腹至足。

辨尺寸阴阳荣卫度数第四

夫十二经皆有动脉，独取寸口，以决五脏六腑死生吉凶之候者，何谓也？然：寸口者，脉之大会，手太阴之动脉也。人一呼脉行三寸，一吸脉行三寸，呼吸定息，脉行六寸。人一日一夜凡一万三千五百息，脉行五十度，周于身。漏水下百刻，荣卫行阳二十五度，行阴亦二十五度，为一周（晬时）也。故五十度而复会于手太阴。太阴者，寸口也，即五脏六腑之所终始，故取法于寸口也。

脉有尺寸，何谓也？然：尺寸者，脉之大会要也。从关至尺是尺内，阴之所治也；从关至鱼际是寸口内，阳之所治也。故分寸为尺，分尺为寸。故阴得尺内一寸，阳得寸[1]内九分。尺寸终始一寸九分，故曰尺寸也。

---

[1] "寸"：原作"尺"，据人卫本改。

脉有太过，有不及，有阴阳相乘，有覆有溢，有关有格，何谓也？然：关之前者，阳之动也，脉当见九分而浮。过者，法曰太过；减者，法曰不及。遂上鱼为溢，为外关内格，此阴乘之脉也。关之后者，阴之动也，脉当见一寸而沉。过者，法曰太过；减者，法曰不及。遂入尺为覆，为内关外格，此阳乘之脉，故曰覆溢。是真脏之脉也，人不病自死。

平脉视人大小长短男女逆顺法第五

凡诊脉，当视其人大小、长短及性气缓急。脉之迟速、大小、长短皆如其人形性者，则吉。反之者，则为逆也。脉三部大都欲等，只如小人、妇人、细人脉小软。小儿四、五岁，脉呼吸八至，细数者，吉。（《千金翼》云：人大而脉细，人细而脉大，人乐而脉实，人苦而脉虚，性急而脉缓，性缓而脉躁，人壮而脉细，人羸而脉大，此皆为逆，逆则难治。反此为顺，顺则易治。凡妇人脉常欲濡弱于丈夫。小儿四、五岁者，脉自驶疾，呼吸八至也。男左大为顺，女右大为顺。肥人脉沉，瘦人脉浮）

持脉轻重法第六

脉有轻重，何谓也？然：初持脉如三菽之重，与皮毛相得者，肺部也（菽者，小豆。言脉轻如三小豆之重。吕氏作大豆，浮之在皮毛之间者，肺气所行，故言肺部也）。如六菽之重，与血脉相得者，心部也（心主血脉，次于肺，如六豆之重）。如九菽之重，与肌肉相得者，脾部也（脾在中央，主肌肉，故次心如九豆之重）。如十二菽之重，与筋平者，肝部也（肝主筋，又在脾下，故次之）。按之至骨，举之来疾者，肾部也（肾主骨，其脉沉至骨）。故曰轻重也。

两手六脉所主五脏六腑阴阳逆顺第七

《脉法赞》云：肝心出左，脾肺出右，肾与命门，俱出尺部，魂魄谷神，皆见寸口。左主司官，右主司府。左大顺男，右大顺女。关前一分，人命之主。左为人迎，右为气口。神门诀断，两在关后。人无二脉，病死不愈。诸经损减，各随其部。察按阴阳，谁与先后（《千金》云：三阴三阳，谁先谁后）。阴病治官，阳病治府。奇邪所舍，如何捕取？审而知者，针入病愈。

心部在左手关前寸口是也，即手少阴经也，与手太阳为表里，以小肠合为府。合于上焦，名曰神庭，在龟尾下五分。（一作鸠尾）

肝部在左手关上是也，足厥阴经也，与足少阳为表里，以胆合为府，合于中焦，名曰胞门（一作少阳），在太仓左右三寸。

肾部在左手关后尺中是也，足少阴经也，与足太阳为表里，以膀胱合为府，合于下焦，在关元左。

肺部在右手关前寸口是也，手太阴经也，与手阳明为表里，以大肠合为府，合于上焦，名呼吸之府，在云门。

脾部在右手关上是也，足太阴经也，与足阳明为表里，以胃合为府，合于中焦脾胃之间，名曰章门，在季胁前一寸半。

肾部在右手关后尺中是也，足少阴经也，与足太阳为表里，以膀胱合为府，合于下焦，在关元右，左属肾，右为子户，名曰三焦。

辨脏腑病脉阴阳大法第八

脉何以知脏腑之病也？然：数者腑也，迟者脏也。数即有热，迟即生寒。诸阳为热，诸阴为寒。故别知脏腑之病也。（腑

者阳，故其脉数；脏者阴，故其脉迟。阳行迟，病则数；阴行疾，病则迟）

脉来浮大者，此为肺脉也；脉来沉滑，坚如石，肾脉也；脉来如弓弦者，肝脉也；脉来疾去迟，心脉也。脉来当见而不见为病。病有浅深，但当知如何受邪。

辨脉阴阳大法第九

脉有阴阳之法，何谓也？然：呼出心与肺，吸入肾与肝，呼吸之间，脾受谷味也，其脉在中。浮者阳也，沉者阴也，故曰阴阳。

心肺俱浮，何以别之？然：浮而大散者，心也；浮而短涩者，肺也。肾肝俱沉，何以别之？然：牢而长者，肝也；按之软，举指来实者，肾也。脾者中州，故其脉在中（《千金翼》云：迟缓而长者，脾也）。是阴阳之脉也。脉有阳盛阴虚，阴盛阳虚，何谓也？然：浮之损小，沉之实大，故曰阴盛阳虚；沉之损小，浮之实大，故曰阳盛阴虚。是阴阳虚实之意也。（阳脉见寸口，浮而实大，今轻手浮之更损减而小，故曰阳虚；重手按之反更实大而沉，故曰阴盛）

经言：脉有一阴一阳，一阴二阳，一阴三阳；有一阳一阴，一阳二阴，一阳三阴。如此言之，寸口有六脉俱动耶？然：经言如此者，非有六脉俱动也，谓浮、沉、长、短、滑、涩也。浮者阳也，滑者阳也，长者阳也；沉者阴也，涩者阴也，短者阴也。所以言一阴一阳者，谓脉来沉而滑也；一阴二阳者，谓脉来沉滑而长也；一阴三阳者，谓脉来浮滑而长，时一沉也。所以言一阳一阴者，谓脉来浮而涩也；一阳二阴者，谓脉来长而沉涩也；一阳三阴者，谓脉来沉涩而短，时一浮也。各以其经所在，名病之逆顺也。

凡脉大为阳，浮为阳，数为阳，动为阳，长为阳，滑为阳；沉为阴，涩为阴，弱为阴，弦为阴，短为阴，微为阴，是为三阴三阳也。阳病见阴脉者，反也，主死；阴病见阳脉者，顺也，主生。

关前为阳，关后为阴。阳数则吐血，阴微则下利；阳弦则头痛，阴弦则腹痛；阳微则发汗，阴微则自下；阳数口生疮，阴数加微必恶寒而烦挠不得眠也。阴附阳则狂，阳附阴则癫。得阳属腑，得阴属脏。无阳则厥，无阴则呕。阳微则不能呼，阴微则不能吸，呼吸不足，胸中短气。依此阴阳以察病也。

寸口脉浮大而疾者，名曰阳中之阳，病苦烦满，身热，头痛，腹中热。

寸口脉沉细者，名曰阳中之阴，病苦悲伤不乐，恶闻人声，少气，时汗出，阴气不通，臂不能举。

尺脉沉细者，名曰阴中之阴，病苦两胫酸疼，不能久立，阴气衰，小便余沥，阴下湿痒。

尺脉滑而浮大者，名曰阴中之阳，病苦小腹痛满，不能溺，溺即阴中痛，大便亦然。

尺脉牢而长，关上无有，此为阴干阳，其人苦两胫重，少腹引腰痛。

寸口脉壮大，尺中无有，此为阳干阴，其人苦腰背痛，阴中伤，足胫寒。

夫风伤阳，寒伤阴。阳病顺阴，阴病逆阳。阳病易治，阴病难治。在肠胃之间，以药和之；若在经脉之间，针灸病已。

平虚实第十

人有三虚三实，何谓也？然：有脉之虚实，有病之虚实，有诊之虚实。脉之虚实者，脉来软者为虚，牢者为实。病之虚实者，出者为虚，入者为实；言者为虚，不言者为实；缓者为虚，急者为实。诊之虚实者，痒者为虚，痛者为实；外痛内快为外实内虚，内痛外快为内实外虚。故曰虚实也。

问曰：何谓虚实？答曰：邪气盛则实，精气夺则虚。何谓重实？所谓重实者，言大热病，气热脉满，是谓重实。

问曰：经络俱实如何？何以治之？答曰：经络皆实是寸脉急而尺缓也，当俱治之。故曰滑则顺，涩则逆。夫虚实者，皆从其物类始。五脏骨肉滑利，可以长久。

从横逆顺伏匿脉第十一

问曰：脉有相乘，有从、有横，有逆、有顺，何谓也？师曰：水行乘火，金行乘木，名曰从；火行乘水，木行乘金，名曰横；水行乘金，火行乘木，名曰逆；金行乘水，木行乘火，名曰顺。

经言：脉有伏匿者，伏匿于何脏，而言伏匿也？然：谓阴阳更相乘、更相伏也。脉居阴部反见阳脉者，为阳乘阴也。脉虽时沉涩而短，此阳中伏阴；脉居阳部反见阴脉者，为阴乘阳也；脉虽时浮滑而长，此为阴中伏阳也。重阴者癫，重阳者狂。脱阳者见鬼，脱阴者目盲。

辨灾怪恐怖杂脉第十二

问曰：脉有残贼，何谓？师曰：脉有弦、有紧、有涩、有滑、有浮、有沉，此六脉为残贼，能与诸经作病。

问曰：尝为人所难，紧脉何所从而来？师曰：假令亡汗，若吐，肺中寒，故令紧；假令咳者，坐饮冷水，故令紧；假令下利者，以胃中虚冷，故令紧也。

问曰：翕奄沉名曰滑，何谓？师曰：沉为纯阴，翕为正阳，阴阳和合，故脉滑也。

问曰：脉有灾怪，何谓？师曰：假令人病，脉得太阳，脉与病形证相应，因为作汤，比还送汤之时，病者因反大吐若下利，而腹中痛。因问言：我前来脉时不见此证，今反变异者，是名为灾怪。因问何缘作此吐利？答曰：或有先服药，今发作，故为灾怪也。

问曰：人病恐怖，其脉何类？师曰：脉形如循丝，累累然，其面白脱色。

问曰：人愧者，其脉何等类？师曰：其脉自浮而弱，面形乍白乍赤。

问曰：人不饮，其脉何类？师曰：其脉自弦[1]，而唇口干燥也。

言迟者，风也；摇头言者，其里痛也；行迟者，其表强也；坐而伏者，短气也；坐而下一膝者，必腰痛；里实护腹如怀卵者，必心痛。师持脉病人欠者，无病也；脉之因伸者，无病也（一云呻者，病也）。假令向壁卧，闻师到不惊起，而目盼视（一云反面仰视）。若三言三止，脉之，咽唾，此为诈病。假令脉自和，处言此病太重，当须服吐下药，针灸数十百处乃愈。

迟疾短长杂脉第十三

黄帝问曰：余闻胃气、手少阳三焦、四时五行脉法。夫子言脉有三阴三阳，知病存亡，脉外以知内，尺寸大小，愿闻之。岐

---

[1]弦：人卫本作"涩"。

伯曰：寸口之中，外别浮沉、前后、左右、虚实、死生之要，皆见寸口之中。脉从前来者为实邪，从后来者为虚邪，从所不胜来者为贼邪，从所胜来者为微邪，自病（一作得）者为正邪。外结者病痈肿，内结者病疝瘕也。间来而急者，病正在心，癥气也。脉来疾者，为风也；脉来滑者，为病食也；脉来滑躁者，病有热也；脉来涩者，为病寒湿也。脉逆顺之道，不与众谋。

师曰：呼吸者，脉之头也。初持脉来疾去迟，此为出疾入迟，为内虚外实；初持脉来迟去疾，此为出迟入疾，为内实外虚也。

脉数则在腑，迟则在脏。脉长而弦病在肝（扁鹊云：病出于肝），脉小血少病在心（扁鹊云：脉大而洪，病出于心），脉下坚上虚病在脾胃（扁鹊云：病出于脾胃），脉滑（一作涩）而微浮病在肺（扁鹊云：病出于肺），脉大而坚病在肾。（扁鹊云：小而紧）

脉滑者多血少气，脉涩者少血多气，脉大者血气俱多。又云：脉来大而坚者血气俱实，脉小者血气俱少。又云：脉来细而微者血气俱虚。沉细滑疾者热，迟紧为寒（又云：洪数滑疾为热，涩迟沉细为寒）。脉盛滑紧者病在外热，脉小实而紧者病在内冷。

脉小弱而涩谓之久病，脉滑浮而疾者谓之新病。

脉浮滑，其人外热，风走刺，有饮，难治。脉沉而紧，上焦有热，下寒，得冷即便下。脉沉而细，下焦有寒，小便数，时苦绞痛，下利重。脉浮紧且滑直者，外热内冷，不得大小便。

脉洪大紧急，病速进在外，苦头发热、痈肿；脉细小紧急，病速进在中，寒为疝瘕、积聚，腹中刺痛。脉沉重而直前绝者，病血在肠间；脉沉重而中散者，因寒食成癥。脉直前而中散绝者，病消渴（一云病浸淫痛）。脉沉重，前不至寸口，徘徊绝者，病在肌肉遁尸。脉左转而沉重者，气微伤在胸中，脉右转出不至寸口者内有肉癥。脉累累如贯珠，不前至，有风寒在大肠，伏留不去；脉累累中止不至，寸口软者，结热在小肠膜中，伏留不去。脉直前左右弹者，病在血脉中，胚血也；脉后而左右弹者，病在筋骨中也。脉前大后小，即头痛目眩；脉前小后大，即胸满短气。

上部有脉，下部无脉，其人当吐，不吐者死；上部无脉，下部有脉，虽困无所苦。夫脉者，血之府也。长则气治，短则气病，数则烦心，大则病进，上盛则气高，下盛则气胀，代则气衰，细则气少（《太素》细作滑），涩则心痛。浑浑革革，至如涌泉，病进而危；弊弊绰绰，其去如弦绝者，死。短而急者病在上，长而缓者病在下；沉而弦急者病在内，浮而洪大者病在外；脉实者病在内，脉虚者病在外。在上为表，在下为里；浮为在表，沉为在里。

平人得病所起脉第十四

何以知春得病？无肝脉也。无心脉，夏得病；无肺脉，秋得病；无肾脉，冬得病；无脾脉，四季之月得病。

假令肝病者，西行，若食鸡肉得之，当以秋时发，得病以庚辛日也。家有腥死，女子见之，以明要为灾。不者，若感金银物得之。

假令脾病，东行，若食雉兔肉及诸木果实得之。不者，当以春时发，得病以甲乙日也。

假令心病，北行、若食豚、鱼得之。不者，当以冬时发，得病以壬癸日也。

假令肺病，南行，若食马肉及獐鹿肉得之。不者，当以夏时发，得病以丙丁日也。

假令肾病，中央，若食牛肉及诸土中物得之。不者，当以长夏时发，得病以戊己日也。

假令得王脉，当于县官家得之。

假令得相脉，当于嫁娶家得之，或相庆贺家得之。

假令得胎脉，当于产乳家得之。

假令得囚脉，当于囚徒家得之。

假令得休脉，其人素有宿病，不治自愈。

假令得死脉，当于死丧家感伤得之。

何以知人露卧得病？阳中有阴也。

何以知人夏月得病？诸阳入阴也。

何以知人食饮中毒？浮之无阳，微细之不可知也，但有阴脉，来疾去疾，此相为水气之毒也。脉迟者，食干物得之。

诊病将差难已脉第十五

问曰：假令病患欲差，脉而知愈，何以别之？师曰：寸关尺大小迟疾浮沉同等，虽有寒热不解者，此脉阴阳为平复，当自愈。

人病，其寸口之脉与人迎之脉小大及浮沉等者，病难已。

卷二

平三关阴阳二十四气脉第一

左手关前寸口阳绝者，无小肠脉也。苦脐痹，小腹中有癥瘕，王月即冷上抢心。刺手心主经，治阴。心主在掌后横理中。（即太陵穴也）

左手关前寸口阳实者，小肠实也。苦心下急痹（一作急痛）。小肠有热，小便赤黄。刺手太阳经，治阳（一作手少阳者，非）。太阳在手小指外侧本节陷中（即后溪穴也）。左手关前寸口阴绝者，无心脉也。苦心下毒，痛，掌中热，时时善呕，口中伤烂。刺手太阳经，治阳。

左手关前寸口阴实者，心实也。苦心下有水气，忧恚发之。刺手心主经，治阴。

左手关上阳绝者，无胆脉也。苦膝疼，口中苦，眯目善畏，如见鬼状，多惊，少力。刺足厥阴经，治阴。在足大指间（即行间穴也），或刺三毛中。

左手关上阳实者，胆实也。苦腹中实不安，身躯习习也，刺足少阳经，治阳。在足上第二指本节后一寸。（第二指当云小指、次指，即临泣穴也）

左手关上阴绝者，无肝脉也。苦癃，遗溺，难言，胁下有邪气，善吐。刺足少阳经，治阳。

左手关上阴实者，肝实也。苦肉中痛，动善转筋。刺足厥阴经，治阴。

左手关后尺中阳绝者，无膀胱脉也。苦逆冷，妇人月使不调，王月则闭，男子失精，尿有余沥。刺足少阴经，治阴，在足

内踝下动脉。（即太溪穴也）

左手关后尺中阳实者，膀胱实也。苦逆冷，胁下有邪气相引痛。刺足太阳经，治阳。在足小指外侧本节后陷中。（即束骨穴也）

左手关后尺中阴绝者，无肾脉也。苦足下热，两髀里急，精气竭少，劳倦所致。刺足太阳经，治阳。

左手关后尺中阴实者，肾实也。苦恍惚，健忘，目视䀮䀮，耳聋怅怅，善鸣。刺足少阴经，治阴。

右手关前寸口阳绝者，无大肠脉也。苦少气，心下有水气，立秋节即咳。刺手太阴经，治阴。在鱼际间。（即太渊穴也）

右手关前寸口阳实者，大肠实也。苦肠中切痛，如锥刀所刺，无休息时。刺手阳明经，治阳。在手腕中。（即阳溪穴也）

右手关前寸口阴绝者，无肺脉也。苦短气咳逆，喉中塞，噫逆。刺手阳明经，治阳。

右手关前寸口阴实者，肺实也。苦少气，胸中满彭彭，与肩相引，刺手太阴经。治阴。

右手关上阳绝者，此无胃脉也。苦吞酸，头痛，胃中有冷。刺足太阴经，治阴。在足大指本节后一寸。（即公孙穴也）

右手关上阳实者，胃实也。苦肠中伏伏（一作愊愊），不思饮食，得食不能消。刺足阳明经，治阳，在足上动脉。（即冲阳穴也）

右手关上阴绝者，无脾脉也。苦少气，下利，腹满，身重，四肢不欲动，善呕。刺足阳明经，治阳。

右手关上阴实者，脾实也。苦肠中伏伏如坚状，大便难。刺足太阴经，治阴。

右手关后尺中阳绝者，无子户脉也。苦足逆寒，绝产，带下，无子，阴中寒。刺足少阴经，治阴。

右手关后尺中阳实者，膀胱实也。苦少腹满，引腰痛。刺足太阳经，治阳。

右手关后尺中阴绝者，无肾脉也。苦足逆冷，上抢胸痛，梦入水见鬼，善厌寐，黑色物来掩人上。刺足太阳经，治阳。

右手关后尺中阴实者，肾实也。苦骨疼，腰脊痛，内寒热。刺足少阴经，治阴。

上阴阳二十四气脉证。

平人迎神门气口前后脉第二

心实

左手寸口人迎以前脉阴实者，手厥阴经也。病苦闭，大便不利，腹满，四肢重，身热，苦胃胀，刺三里。

心虚

左手寸口人迎以前脉阴虚者，手厥阴经也。病苦悸恐，不乐，心腹痛，难以言，心如寒，状恍惚。

小肠实

左手寸口人迎以前脉阳实者，手太阳经也。病苦身热，热来去，汗出（一作汗不出）而烦，心中满，身重，口中生疮。

小肠虚

左手寸口人迎以前脉阳虚者，手太阳经也。病苦颅际偏头痛，耳颊痛。

心小肠俱实

左手寸口人迎以前脉阴阳俱实者，手少阴与太阳经俱实也。病苦头痛，身热，大便难，心腹烦满，不得卧，以胃气不转，水谷实也。

心小肠俱虚

左手寸口人迎以前脉阴阳俱虚者，手少阴与太阳经俱虚也。病苦寒[1]，少气，四肢厥，肠澼，洞泄。

肝实

左手关上脉阴实者，足厥阴经也。病苦心下坚满，常两胁痛，自恣忿如怒状。

肝虚

左手关上脉阴虚者，足厥阴经也。病苦胁下坚，寒热，腹满，不欲饮食，腹胀，悒悒不乐，妇人月经不利，腰腹痛。

胆实

左手关上脉阳实者，足少阳经也。病苦腹中气满，饮食不下，咽干，头重痛，洒洒恶寒，胁痛。

胆虚

左手关上脉阳虚者，足少阳经也，病苦眩、厥、痿，足指不能摇，躄坐不能起，僵仆，目黄，失精，眈眈。

肝胆俱实

左手关上脉阴阳俱实者，足厥阴与少阳经俱实也。病苦胃胀，呕逆，食不消。

肝胆俱虚

左手关上脉阴阳俱虚者，足厥阴与少阳经俱虚也。病苦恍惚，尸厥不知人，妄见，少气不能言，时时自惊。

肾实

左手尺中神门以后脉阴实者，足少阴经也。病苦膀胱胀闭，少腹与腰脊相引痛。

---

[1]苦寒：此前人卫本有"苦洞泄"3字，可参。

左手尺中神门以后脉阴实者，足少阴经也。病苦舌燥、咽肿、心烦、嗌干、胸胁时痛、喘咳、汗出、小腹胀满、腰背强急、体重骨热、小便赤黄、好怒好忘、足下热疼、四肢黑、耳聋。

肾虚

左手尺中神门以后脉阴虚者，足少阴经也。病苦心中闷、下重、足肿不可以按地。

膀胱实

左手尺中神门以后脉阳实者，足太阳经也。病苦逆满、腰中痛，不可俯仰，劳也。

膀胱虚

左手尺中神门以后脉阳虚者，足太阳经也。病苦脚中筋急、腹中痛引腰背，不可屈伸，转筋、恶风、偏枯、腰痛、外踝后痛。

肾膀胱俱实

左手尺中神门以后脉阴阳俱实者，足少阴与太阳经俱实也。病苦脊强反折、戴眼、气上抢心、脊痛，不能自反侧。

肾膀胱俱虚

左手尺中神门以后脉阴阳俱虚者，足少阴与太阳经俱虚也。病苦小便利、心痛、背寒，时时少腹满。

肺实

右手寸口气口以前脉阴实者，手太阴经也。病苦肺胀、汗出若露、上气喘逆、咽中塞，如欲呕状。

肺虚

右手寸口气口以前脉阴虚者，手太阴经也。病苦少气不足以息、嗌干，不朝津液。

大肠实

右手寸口气口以前脉阳实者，手阳明经也。病苦腹满，善喘咳，面赤身热，喉咽中如核状。

大肠虚

右手寸口气口以前脉阳虚者，手阳明经也。病苦胸中喘，肠鸣，虚渴唇口干，目急，善惊，泄白。

肺大肠俱实

右手寸口气口以前脉阴阳俱实者，手太阴与阳明经俱实也。病苦头痛，目眩，惊狂，喉痹痛，手臂卷（卷，一作倦，一作踡），唇吻不收。

肺大肠俱虚

右手寸口气口以前脉阴阳俱虚者，手太阴与阳明经俱虚也。病苦耳鸣嘈嘈，时妄见光明，情中不乐，或如恐怖。

脾实

右手关上脉阴实者，足太阴经也。病苦足寒胫热，腹胀满，烦扰不得卧。

脾虚

右手关上脉阴虚者，足太阴经也。病苦泄注，腹满，气逆，霍乱呕吐，黄疸，心烦不得卧，肠鸣。

胃实

右手关上脉阳实者，足阳明经也。病苦腹中坚痛而热，汗不出，如温疟，唇口干，善哕，乳痛，缺盆腋下肿痛。

胃虚

右手关上脉阳虚者，足阳明经也。病苦胫寒，不得卧，恶寒洒洒，目急，腹中痛，虚鸣（《外台》作耳虚鸣），时寒时热，唇口干，面目浮肿。

脾胃俱实

右手关上脉阴阳俱实者，足太阴与阳明经俱实也。病苦脾胀腹坚，抢胁下痛，胃气不转，大便难，时反泄利，腹中痛，上冲肺肝，动五脏，并喘鸣，多惊，身热，汗不出，喉痹，精少。

脾胃俱虚

右手关上脉阴阳俱虚者，足太阴与阳明经俱虚也。病苦胃中如空状，少气不足以息，四逆寒，泄注不已。

肾实

右手尺中神门以后脉阴实者，足少阴经也。病苦痹，身热，心痛，脊胁相引痛，足逆热烦。

肾虚

右手尺中神门以后脉阴虚者，足少阴经也。病苦足胫小弱，恶风寒，脉代绝，时不至，足寒，上重下轻，行不可以按地，少腹胀满，上抢胸，痛引胁下。

膀胱实

右手尺中神门以后脉阳实者，足太阳经也。病苦转胞，不得小便，头眩痛，烦满，脊背强。

膀胱虚

右手尺中神门以后脉阳虚者，足太阳经也。病苦肌肉振动，脚中筋急，耳聋忽忽不闻，恶风，飕飕作声。

肾膀胱俱实

右手尺中神门以后脉阴阳俱实者，足少阴与太阳经俱实也。病苦癫疾，头重，与目相引痛厥，欲起走，反眼。大风，多汗。

肾膀胱俱虚

右手尺中神门以后脉阴阳俱虚者，足少阴与太阳经俱虚也。病苦心痛，若下重不自收，篡反出，时时苦洞泄，寒中泄，肾、心俱痛。（一说云：肾有左右，而膀胱无二。今用当以左肾合膀胱，右肾合三焦。）

平三关病候并治宜第三

寸口脉浮，中风，发热，头痛。宜服桂枝汤、葛根汤，针风池、风府，向火灸身，摩治风膏，覆令汗出。

寸口脉紧，苦头痛，骨肉疼，是伤寒。宜服麻黄汤发汗，针眉冲、颞颥，摩治伤寒膏。

寸口脉微，苦寒，为衄。宜服五味子汤，摩茱萸膏，令汗出。

寸口脉数，即为吐，以有热在胃脘，熏胸中。宜服药吐之，及针胃脘，服除热汤。若是伤寒七、八日至十日，热在中，烦满渴者，宜服知母汤。

寸口脉缓，皮肤不仁，风寒在肌肉。宜服防风汤，以药薄熨之，摩以风膏，灸诸治风穴。

寸口脉滑，阳实，胸中壅满，吐逆，宜服前胡汤，针太阳、巨阙，泻之。

寸口脉弦，心下愊愊，微头痛，心下有水气。宜服甘遂丸，针期门，泻之。

寸口脉弱，阳虚，自汗出而短气。宜服茯苓汤、内补散，适饮食消息，勿极劳。针胃管，补之。

寸口脉涩，是胃气不足。宜服干地黄汤，自养，调和饮食，针三里，补之。（三里一作胃管）

寸口脉芤，吐血；微芤者，衄血。空虚，去血故也。宜服竹皮汤、黄土汤，灸膻中。

寸口脉伏，胸中逆气，噎塞不通，是胃中冷气上冲心胸。宜服前胡汤、大三建丸，针巨阙、上管，灸膻中。

寸口脉沉，胸中引胁痛，胸中有水气，宜服泽漆汤，针巨阙，泻之。

寸口脉濡，阳气弱，自汗出，是虚损病。宜服干地黄汤、薯蓣丸、内补散、牡蛎散并粉，针太冲，补之。

寸口脉迟，上焦有寒，心痛咽酸、吐酸水。宜服附子汤、生姜汤、茱萸丸，调和饮食以暖之。

寸口脉实，即生热，在脾肺，呕逆气塞；虚，即生寒，在脾胃，食不消化。有热，即宜服竹叶汤、葛根汤；有寒，即宜服茱萸丸、生姜汤。

寸口脉细，发热，呕[1]吐。宜服黄芩龙胆汤。吐不止，宜服橘皮桔梗汤，灸中府。

寸口脉洪大，胸胁满。宜服生姜汤、白薇丸，亦可紫菀汤下之，针上管、期门、章门。

上上部寸口十七条。

关脉浮，腹满不欲食。浮为虚满，宜服平胃丸、茯苓汤、生姜前胡汤，针胃脘，先泻后补之。

关脉紧，心下苦满急痛。脉紧者为实，宜服茱萸当归汤，又大黄汤，两治之，良。针巨阙、下管，泻之。

关脉微，胃中冷，心下拘急。宜服附子汤、生姜汤、附子丸，针巨阙，补之。

关脉数，胃中有客热。宜服知母丸、除热汤，针巨阙、上管，泻之。

关脉缓，其人不欲食，此胃气不调，脾气不足。宜服平胃

---

[1]"呕"：原本及人卫本均作"吸"，据人卫校注本改。

丸、补脾汤，针章门，补之。

关脉滑，胃中有热。滑为热实，以气满故不欲食，食即吐逆。宜服紫菀汤下之，大平胃丸，针胃管，泻之。（《千金》云：宜服朴硝麻黄汤、平胃丸）

关脉弦，胃中有寒，心下厥逆，此以胃气虚故尔。宜服茱萸汤，温调饮食，针胃管，补之。

关脉弱，胃气虚，胃中有客热。脉弱为虚热作痛。其说云：有热不可大攻之，热去则寒起。止[1]宜服竹叶汤，针胃脘，补之。

关脉涩，血气逆冷。脉涩为血虚，以中焦有微热。宜服干地黄汤、内补散，针足太冲上，补之。

关脉芤，大便去血数斗者，以膈腧伤故也。宜服生地黄并生竹皮汤，灸膈腧。若重下去血者，针关元；甚者，宜服龙骨丸，必愈。

关脉伏，中焦有水气，溏泄。宜服水银丸，针关元，利小便，溏泄便止。

关脉沉，心下有冷气，苦满吞酸。宜服白薇茯苓丸，附子汤，针胃脘，补之。

关脉濡，苦虚冷，脾气弱，重下病。宜服赤石脂汤、女菱丸，针关元，补之。

关脉迟，胃中寒，宜服桂枝丸、茱萸汤，针胃脘。补之。

关脉实，胃中痛。宜服栀子汤、茱萸乌头丸，针胃脘，补之。

关脉牢，脾胃气塞，盛热，即腹满响响。宜服紫菀丸、泻脾丸，针灸胃脘，泻之。

---

[1]止：人卫本作"正"，可参。

关脉细，脾胃虚，腹满。宜服生姜茱萸蜀椒汤、白薇丸，针灸三管。

关脉洪，胃中热，必烦满。宜服平胃丸，针胃脘。先泻后补之。

上中部关脉十八条。

尺脉浮，下热风，小便难。宜服瞿麦汤、滑石散。针横骨、关元，泻之。

尺脉紧，脐下痛。宜服当归汤，灸天枢，针关元，补之。

尺脉微，厥逆，小腹中拘急，有寒气。宜服小建中汤（一本更有四顺汤），针气海。

尺脉数，恶寒，脐下热痛，小便赤黄。宜服鸡子汤、白鱼散，针横骨，泻之。

尺脉缓，脚弱下肿，小便难，有余沥。宜服滑石汤、瞿麦散，针横骨，泻之。

尺脉滑，血气实，妇人经脉不利，男子溺血。宜服朴硝煎、大黄汤，下去经血，针关元，泻之。

尺脉弦，小腹疼，小腹及脚中拘急。宜服建中汤、当归汤，针气海，泻之。

尺脉弱，阳气少，发热骨烦。宜服前胡汤，干地黄汤、茯苓汤，针关元，补之。

尺脉涩，足胫逆冷，小便赤。宜服附子四逆汤，针足太冲，补之。

尺脉芤，下焦虚，小便去血。宜服竹皮生地黄汤，灸丹田、关元，亦针补之。

尺脉伏，小腹痛，癥疝，水谷不化。宜服大平胃丸、桔梗丸，针关元，补之。（桔梗丸一云结肠丸）

尺脉沉，腰背痛。宜服肾气丸，针京门，补之。

尺脉濡，苦小便难（《千金》云：脚不收风痹）。宜服瞿麦汤、白鱼散，针关元，泻之。

尺脉迟，下焦有寒。宜服桂枝丸，针气海、关元，补之。

尺脉实，小腹痛，小便不禁。宜服当归汤，加大黄一两，以利大便；针关元，补之，止小便。

尺脉牢，腹满，阴中急。宜服葶苈子茱萸丸，针丹田、关元、中极。

上下部尺脉十六条。

平奇经八脉病第四

脉有奇经八脉者，何谓也？然：有阳维、阴维，有阳跷、阴跷，有冲、有督、有任、有带之脉，凡此八脉者，皆不拘于经，故曰奇经八脉也。经有十二，络有十五，凡二十七气，相随上下，何独不拘于经也？然：圣人图设沟渠，通利水道，以备不虞。天雨降下，沟渠溢满，霶霈妄行，当此之时，圣人不能复图也。此络脉流溢，诸经不能复拘也。

奇经八脉者，既不拘于十二经，皆何起何系也？然：阳维者，起于诸阳之会；阴维者，起于诸阴之交。阳维、阴维者，维络于身，溢畜不能环流溉灌诸经者也。阳跷者，起于跟中，循外踝而上行，入风池。阴跷者，亦起于跟中，循内踝而上行，至咽喉，交贯冲脉。冲脉者，起于关元，循腹里直上，至咽喉中（一云：冲脉者，起于气冲，并阳明之经，夹脐上行，至胸中而散也）。督脉者，起于下极之输，并于脊里，循背上，至风府。冲脉者，阴脉之海也；督脉者，阳脉之海也。任脉者，起于胞门、子户、夹脐上行，至胸中（一云：任脉者，起于中极之下，以上毛际，循腹里，上关元，至喉咽）。带脉者，起于季肋，迴身一周。此八者，皆不系于十二经，故曰奇经八脉者也。

奇经之为病何如？然：阳维维于阳，阴维维于阴。阴阳不能相维，怅然失志，容容不能自收持（怅然者，其人惊，即维脉缓，缓即令身不能自收持，即失志善忘恍惚也）。阳维为病，苦寒热；阴维为病，苦心痛（阳维为卫，卫为寒热。阴维为荣，荣为血，血者主心，故心痛也）。阴跷为病，阳缓而阴急（阴跷在内踝，病即其脉急，当从内踝以上急，外踝以上缓）；阳跷为病，阴缓而阳急（阳跷在外踝，病即其脉急，其人当从外踝以上急，内踝以上缓）。冲之为病，逆气而里急（冲脉从关元至喉咽，故其为病逆气而里急）。督之为病，脊强而厥（督脉在脊，病即其脉急，故令脊强也）。任之为病，其内苦结，男子为七疝，女子为瘕聚（任脉起于胞门、子户、故其病结为七疝、瘕聚）。带之为病，苦腹满，腰容容若坐水中状（带脉者，回带人之身体，病即其脉缓，故令腰容容也）。此奇经八脉之为病也。

诊得阳维脉浮者，暂起目眩，阳盛实，苦肩息，洒洒如寒。

诊得阴维脉沉大而实者，苦胸中痛，胁下支满，心痛。

诊得阴维如贯珠者，男子两胁实，腰中痛；女子阴中痛，如有疮状。

诊得带脉，左右绕脐腹腰脊痛，冲阴股也。

两手脉浮之俱有阳，沉之俱有阴，阴阳皆实盛者，此为冲、督之脉也。冲、督之脉者，十二经之道路也。冲、督用事则十二经不复朝于寸口，其人皆苦恍惚狂痴，不者，必当犹豫，有两心也。

两手阳脉浮而细微，绵绵不可知，俱有阴脉，亦复细绵绵，此为阴跷，阳跷之脉也。此家曾有病鬼魅风死，苦恍惚，亡人为祸也。

诊得阳跷，病拘急；阴跷病缓。

尺寸俱浮，直上直下，此为督脉。腰背强痛，不得俯仰，大人癫病，小人风痫疾。

脉来中央浮，直上下痛者，督脉也。动苦腰背膝寒，大人癫，小儿痫也，灸顶上三丸。

尺寸脉俱牢（一作芤），直上直下，此为冲脉。胸中有寒疝也。

脉来中央坚实，径至关者，冲脉也。动苦少腹痛，上抢心，有瘕疝，绝孕，遗矢[1]、溺，胁支满烦也。

横寸口边丸丸，此为任脉。苦腹中有气如指，上抢心，不得俯仰，拘急。

脉来紧细实长至关者，任脉也。动苦少腹绕脐，下引横骨、阴中切痛。取脐下三寸。

---

[1]矢：原本及人卫本均作"失"，据人卫校注本改。

卷三

肝胆部第一

肝象木（肝于五行象木），与胆合为腑（胆为清净之腑）。其经足厥阴（厥阴肝脉），与足少阳为表里（少阳，胆脉也，脏阴腑阳，故为表里）。其脉弦（弦，肝脉之形也）其相冬三月（冬水王木相），王春三月，废夏三月（夏火王木废），囚季夏六月（季夏土王木囚），死秋三月（秋金王木死）。其王日甲乙，王时平旦、日出（并木也）。其困日戊己，困时食时、日昳（并土也），其死日庚辛，死时晡时、日入（并金也）。其神魂（肝之所藏者魂），其主色，其养筋（肝气所养者筋），其候目（肝候出目，故肝实则目赤），其声呼，其色青，其臭臊（《月令》云：其臭膻）。其液泣（泣出肝），其味酸，其宜苦（苦，火味也），其恶辛（辛，金味）。肝俞在背第九椎，募在期门（直两乳下二肋端）；胆俞在背第十椎，募在日月。（穴在期门下五分）

上新撰。（并出《素问》诸经。昔人撰集，或混杂相涉，烦而难了，今抄事要分别五脏名为一部）

冬至之后得甲子。少阳起于夜半，肝家王（冬至者，岁终之节。甲子日者，阴阳更始之数也。少阳，胆也，胆者，木也，生于水，故起夜半；其气常微少，故言少阳。云夜半子者，水也）。肝者，东方木（肝与胆为脏腑，故王东方，应木行也）。万物始生，其气来软而弱，宽而虚（春少阳气，温和软弱，故万物自生焉）。故脉为弦（肝气养于筋。故其弦，弦亦法木体弦也）。软即不可发汗，弱即不可下。宽者开，开者通，通者利，故名曰宽而虚（言少阳始起尚软弱，入荣卫凑理开通，发即汗出不止；不可下，下之而泄利不禁。故言宽虚、通利也）。春以胃气为本，不可犯也。（胃者，土也，万物禀土而生，胃亦养五脏，故肝王以胃气为本也。不可犯者，不可伤也）

上四时经。

黄帝问曰：春脉如弦，何如而弦？岐伯曰：春脉肝也，东方木也，万物之所以始生也，故其气来濡弱轻虚而滑，端直以长，故曰弦。反此者病。黄帝曰：何如而反？岐伯曰：其气来实而强，此为太过，病在外；其气来不实而微，此谓不及，病在中。黄帝曰：春脉太过与不及，其病皆何如？岐伯曰：太过则令人善忘（忘当作怒）。忽忽眩冒而癫疾；不及则令人胸胁痛引背，下则两胁胠满。黄帝曰：善。

肝脉来濡弱招招，如揭竿末梢，曰平（《巢源》云：绰绰如按琴瑟之弦，如揭长竿曰平）。春以胃气为本。肝脉来盈实而滑，如循长竿，曰肝病，肝脉来急而益劲，如新张弓弦，曰肝死。

真肝脉至，中外急，如循刀刃，责责然（《巢源》云：赜赜然），如按琴瑟弦，色青白不泽，毛折，乃死。

春胃微弦曰平，弦多胃少曰肝病；但弦无胃曰死。有胃而毛，曰秋病；毛甚，曰今病。

肝藏血，血舍魂。悲哀动中则伤魂，魂伤则狂妄不精，不敢正当人（不精不敢正当人，一作其精不守，令人阴缩），阴缩而筋挛，两胁骨不举，毛悴色夭，死于秋。

春肝木王，其脉弦细而长，名曰平脉也。反得浮涩而短者（《千金》云：微涩而短），是肺之乘肝，金之克木，为贼邪，大逆，十死不治（一本云：日、月、年数至三，忌庚辛）。反得洪大而散者（《千金》云：浮大而洪），是心之乘肝，子之扶母，为实邪，虽病自愈。反得沉濡而滑者，是肾之乘肝，母之归子，为虚邪，虽病易治。反得大而缓者，是脾之乘肝，土之陵木，为微邪，虽病即差。

肝脉来濯濯如倚竿，如琴瑟之弦，再至，曰平；三至，曰离经，病；四至，脱精；五至，死；六至，命尽。足厥阴脉也。

肝脉急甚，为恶言；微急，为肥气，在胁下若覆杯，缓甚为善呕；微缓为水瘕痹；大甚为内痈，善呕衄；微大，为肝痹，阴[1]缩，咳引少腹；小甚为多饮；微小为消瘅；滑甚为㿉疝；微滑为遗溺；涩甚为淡饮；微涩为瘈疭挛筋。

足厥阴气绝则筋缩，引卵与舌。厥阴者，肝脉也。肝者，筋之合也。筋者，聚于阴器而脉络于舌本。故脉弗营则筋缩急，筋缩急则引舌与卵。故唇青、舌卷、卵缩，则筋先死。庚笃辛死，金胜木也。

肝死脏，浮之脉弱，按之中如索不来，或曲如蛇行者，死。
上《素问》《针经》、张仲景。

心小肠部第二

心象火，与小肠合为腑（小肠为受盛之腑也）。其经手少阴（手少阴心脉也），与手太阳为表里（手太阳小肠脉也）。其脉洪（洪，心脉之大形），其相春三月（木王火相），王夏三月，废季夏六月，囚秋三月（金王火囚），死冬三月（水王火死）。其王日丙丁，王时禺中、日中；其困日庚辛，困时晡时、日入，其死日壬癸，死时人定、夜半。其藏神（心之所藏者神也），其

---

[1]阴：原本及人卫本均脱，据人卫校注本补。

主臭，其养血（心气所养者血），其候舌，其声言（言由心出，故主言），其色赤，其臭焦，其液汗，其味苦，其宜甘（甘，脾味也），其恶咸（咸，肾味也）。心俞在背第五椎（或云第七椎），募在巨阙（在心下一寸），小肠俞在背第十八椎，募在关元。（脐下三寸）

上新撰。

心者南方火（心主血，其色赤，故以夏王于南方，应火行）。万物洪盛，垂枝布叶，皆下垂如曲，故名曰钩（心王之时，太阳用事，故草木茂盛，枝叶布舒，皆下垂曲。故谓之钩也）。心脉洪大而长，洪则卫气实，实则气无从出（脉洪者卫气实，卫气实则腠理密，密则气无从出）。大则荣气萌，萌洪相薄，可以发汗，故名曰长（荣者血也，萌当为明字之误耳，血王故明且大也。荣明卫实，当须发动，通其津液也）。长洪相得，即引水浆，溉灌经络，津液皮肤（夏热阳气盛，故其人引水浆，润灌肌肤，以养皮毛，犹草木须雨泽以长枝叶）。太阳洪大，皆是母躯，幸得戊己，用牢根株（太阳夏火，春木为其母。阳得春始生，名曰少阳。到夏洪盛，名曰太阳，故言是母躯也。戊己土也，土为火子，火王即土相，故用牢根株也）。阳气上出，汗见于头。五月枯荠，胞中空虚，医反下之，此为重虚也（月当为内，荠当为干，枯燥也。皆字误耳。内字似月，由来远矣，遂以传焉，人头者，诸阳之会。夏时饮水浆，上出为汗，先从头流于身躯，以实其表，是以五内干枯，燥则胞中空虚津液少也。胞者膀胱，津液之腑也。愚医不晓，故反下之，令重虚也）。脉浮有表无里，阳无所使（阳盛脉浮，宜发其汗，而反下之，损于阴气。阳为表，阴为里。《经》言：阳为阴使，阴为阳守，相须而行。脉浮，故无里也。治之错逆，故令阴阳离别，不能复相朝

使）。不但危身，并中其母。（言下之不但伤心，并复中肝）

上四时经。

黄帝问曰：夏脉如钩，何如而钩？岐伯曰：夏脉心也，南方火也，万物之所以盛长也。故其气来盛去衰，故曰钩，反此者病，黄帝曰：何如而反？岐伯曰：其气来盛去亦盛，此谓太过，病在外；其来不盛去反盛，此谓不及，病在中。黄帝曰：夏脉太过与不及，其病皆何如？岐伯曰：太过则令人身热而肤痛，为浸淫；不及则令人烦心，上见咳唾，下为气泄。帝曰：善。

心脉来累累如连珠，如循琅玕，曰平。夏以胃气为本。心脉来喘喘（《甲乙》作累累）连属，其中微曲，曰心病。心脉来前曲后居，如操带钩，曰心死。

真心脉至，坚而搏，如循薏苡子，累累然，其色赤黑不泽，毛折，乃死。

夏胃微钩曰平，钩多胃少曰心病，但钩无胃曰死。有胃而石[1]曰冬病，石甚曰今病。

心藏脉，脉舍神。怵惕思虑则伤神，神伤则恐惧自失，破䐃脱肉，毛悴色夭，死于冬。

夏心火王，其脉洪（《千金》作浮大而洪）大而散，名曰平脉。反得沉濡而滑者，是肾之乘心，水之克火，为贼邪，大逆，十死不治（一本云：日、月、年数至二，忌壬癸）。反得大而缓者，是脾之乘心，子之扶母，为实邪，虽病自愈。反得弦细而长者，是肝之乘心，母之归子，为虚邪，虽病易治。反得浮（《千金》浮作微）涩而短者，是肺之乘心。金之陵火，为微邪，虽病即差。

---

[1]有胃而石：人卫本作"胃而有石"。

心脉来累累如贯珠滑利，再至，曰平；三至，曰离经，病；四至，脱精；五至，死；六至，命尽，手少阴脉也。

心脉急甚，为瘛疭；微急，为心痛引背，食不下。缓甚为狂笑；微缓，为伏梁，在心下，上下行，时唾血。大甚，为喉介；微大，为心痹引背，善泪出。小甚，为善哕；微小，为消瘅。滑甚，为善渴，微滑，为心疝引脐，少[1]腹鸣；涩甚，为暗；微涩，为血溢，维厥，耳鸣，癫疾。

手少阴气绝则脉不通。少阴者，心脉也。心者，脉之合也。脉不通则血不流，血不流则发色不泽，故其面黑如漆柴者，血先死。壬笃癸死，水胜火也。

心死脏，浮之脉实，如豆麻击手，按之益躁疾者，死。

上《素问》《针经》、张仲景。

脾胃部第三

脾象土，与胃合为腑（胃为水谷之腑）。其经足太阴（太阴，脾之脉也），与足阳明为表里（阳明胃脉）。其脉缓（缓，脾脉之大形也），其相夏三月（火王土相），王季夏六月，废秋三月，囚冬三月，死春三月。其王日戊己，王时食时、日昳；困日壬癸，困时人定、夜半；其死日甲乙，死时平旦、日出（并木时也）。其神意，其主味，其养肉，其候口，其声歌，其色黄，其臭香，其液涎，其味甘，其宜辛，其恶酸。脾俞在背第十一椎，募在章门（季肋端是）。胃俞在背第十二椎，募在太仓。

上新撰。

脾者土也。敦而福，敦者，厚也，万物众色不同（脾主水

---

[1]少：原作"小"，据人卫本改。

谷，其气微弱，水谷不化。脾为土行，王于季夏，土性敦厚，育养万物，当此之时，草木备具、枝叶茂盛，种类众多，或青、黄、赤、白、黑色，各不同矣），故名曰得福者广（土生养万物，当此之时，脾则同禀诸脏，故其德为为广大）。万物悬根住茎，其叶在巅，蜎蜚蠕动，蚑蟯喘息，皆蒙土恩（悬根住茎，草木之类也。其次则蠕蚋几微之虫，因阴阳气变化而生者也。喘息，有血脉之类也。言普天之下，草木昆虫，无不被蒙土之恩福也）。德则为缓，恩则为迟，故令太阴脉缓而迟，尺寸不同（太阴脾也，言脾王之时脉缓而迟。尺寸不同者，尺迟而寸缓也）。酸咸苦辛，大（一作土）沙（一作涉，又作妙）而生，互行其时，而以各行，皆不群行，尽可常服（肝酸、肾咸、心苦、肺辛涩皆四脏之味也。脾主调和五味以禀四脏，四脏受味于脾，脾王之时，其脉涉一作沙，一作妙，达于肌肉之中，互行人身躯，乃复各行，随其四肢使其气周匝，荣诸脏腑，以养皮毛，皆不群行至一处也。故言尽可常服也）。土寒则温，土热则凉（冬阳气在下，土中温暖。夏阴气在下，土中清凉。脾气亦然）。土有一子，名之曰金，怀挟抱之，不离其身，金乃畏火，恐热来薰，遂弃其母，逃归水中，水自金子，而藏火神，闭门塞户，内外不通，此谓冬时也（阳气在中，阳为火行，金性畏火，故恐薰之，金归水中而避火也。母子相得益盛。闭塞不通者，言水气充实，金在水中，此为强固，火无复得往克之者，神密之类也）。土亡其子，其气衰微，水为洋溢，浸渍为池（一作其地）。走击皮肤，面目浮肿，归于四肢。此为脾之衰损。土以防水，今土弱而水强，故水得陵之而妄行。愚医见水，直往下之，虚脾空胃，水遂居之，肺为喘浮（脾胃已病，宜扶养其气，通利水道。愚医不晓而往下之，此为重伤，水气遂更陵之，上侵胸中，肺得水而浮，故言喘浮）。肝反畏肺，故下沉没（肺金肝木，此为相克，肺浮则实，必复克肝，故畏之沉没于下）。下有荆棘，恐伤其身，避在一边，以为水流（荆棘，木之类。肝为木，今没在下则为荆棘。其身，脾也。脾为土，土畏木，是以避在下一边，避木也。水流者，水之流路也。土本克水而今微弱，又复触木，无复制水，故水得流行）。心衰则伏，肝微则沉，故令脉伏而沉（心火肝木，火则畏水而木畏金，金水相得，其气则实，克于肝心，故令二脏衰微，脉为沉伏也）。工医来占，因转孔穴，利其溲便，遂通水道，甘液下流。亭其阴阳，喘息则微，汗出正流。肝著其根，心气因起，阳行四肢，肺气亭亭，喘息则安（转孔穴者，诸脏之荣卫转治使顺。甘液，脾之津液。亭其阴阳，得复其常所，故荣卫开通，水气消除，肝得远著其根株。肝心为母子，肝著则心气得起，肺气平调，故言亭亭，此为端好之类[1]）。肾为安声，其味为咸（肺主声，肾为其子，助于肺，故言安声。咸，肾味也）。倚坐母败，泞臭如腥（金为水母，而归水中，此为母往从子，脾气反虚，五脐由此而相克贼，倚倒致败则泞臭而腥，故云然也）。土得其子，则成为山。金得其母，名曰邱英。

上四时经。

黄帝曰：四时之序，逆顺之变异也，然脾脉独何主？岐伯曰：脾者土也，孤脏以灌四旁者也。曰：然则脾善恶可得见乎？曰：善者不可得见，恶者可见。曰：恶者何如？曰：其来如水之流者，此谓太过，病在外；如鸟之喙，此谓不及，病在中。太过则令人四肢沉重不举；其不及，则令人九窍壅塞不通，名曰重强。

---

[1]此为端好之类：原本作"端好之意"，据人卫本改。

　　脾脉来而和柔相离，如鸡足践地，曰平。长夏以胃气为本。脾脉来实而盈数，如鸡举足，曰脾病。脾脉来坚兑，如鸟之喙，如鸟之距，如屋之漏，如水之溜，曰脾死。

　　真脾脉至，弱而乍疏乍散（一作数），色青黄不泽，毛折，乃死。

　　长夏胃微濡弱，曰平。弱多胃少，曰脾病；但弱无胃，曰死。濡弱有石，曰冬病；石甚，曰今病。

　　脾藏荣，荣舍意，愁忧不解则伤意，意伤则闷乱，四肢不举，毛悴色夭，死于春。

　　六月季夏建未，坤未之间土之位，脾王之时。其脉大阿阿而缓，名曰平脉。反得弦细而长者，是肝之乘脾，木之克土，为贼邪，大逆，十死不治。反得浮（《千金》浮作微），涩而短者，是肺之乘脾，子之扶母，为实邪，虽病自愈。反得洪大而散者（《千金》作浮大而洪），是心之乘脾，母之归子，为虚邪，虽病易治。反得沉濡而滑者，肾之乘脾，水之陵土，为微邪，虽病即差。

　　脾脉苌苌而弱（《千金》苌苌作长长），来疏去数，再至，曰平；三至，曰离经，病；四至，脱精；五至，死；六至命尽，足太阴脉也。

　　脾脉急甚，为瘛疭；微急，为膈中满，食饮入而还出，后沃沫。缓甚，为痿厥；微缓，为风痿，四肢不用，心慧然若无病。大甚，为击仆；微大，为痞气，裹大脓血，在肠胃之外；小甚，为寒热；微小，为消瘅。滑甚，为癫癃；微滑，为虫毒蛔，肠鸣热。涩甚，为肠癀；微涩，为内溃，多下脓血也。

　　足太阴气绝，则脉不营其口唇。口唇者，肌肉之本也。脉不营则肌肉濡，肌肉濡则人中满，人中满则唇反，唇反肉先死。甲笃乙死，木胜土也。

脾死脏，浮之脉大缓（一作坚），按之中如覆杯，絷絷，状如摇者，死。（一云絷絷状如炙肉）

上《素问》《针经》、张仲景。

肺大肠部第四

肺象金，与大肠合为腑（大肠为传导之腑也）。其经手太阴（手太阴肺脉也），与手阳明为表里（手阳明大肠脉也）。其脉浮（浮，肺脉之大形也）。其相季夏六月（季夏土王金相）。其王秋三月，废冬三月，囚春三月，死夏三月（夏火王金死）。其王日庚辛，王时晡时、日入；其困日甲乙，困时平旦、日出；其死日丙丁，死时禺中、日中。其神魄，其主声，其养皮毛，其候鼻，其声哭，其色白，其臭腥，其液涕，其味辛，其宜咸，其恶苦。肺俞在背第三椎（或云第五椎也），募在中府（直两乳上二肋间）。大肠俞在背第十六椎，募在天枢（侠脐傍各一寸半）

上新撰。

肺者西方金，万物之所终（金性刚，故王西方，割断万物，万物是以皆终于秋也）。宿叶落柯，萋萋枝条，其机然独在。其脉为微浮毛，卫气迟（萋萋者，零落之貌也，言草木宿叶得秋随风而落，但有枝条机然独在。此时阳气则迟，脉为虚微如毛也），荣气数。数则在上，迟则在下，故名曰毛（诸阳脉数，诸阴脉迟，荣为阴，不应数，反言荣气数，阴得秋节而升转在阳位，故一时数而在上也。此时阴始用事，阳即下藏，其气反迟，是以肺脉数散如毛也）。阳当陷而不陷，阴当升而不升，为邪所中（阴阳交易，则不以时定，二气感激，故为风寒所中）。阳中邪则卷，阴中邪则紧，卷则恶寒，紧则为栗，寒栗相薄，故名曰疟。弱则发热，浮乃来出（卷者，其人拘卷也，紧者，脉紧也。

此谓初中风寒之时，脉紧，其人则寒，寒止而脉更微弱，弱则其人发热，热止则脉浮，浮者，疟解王脉出也），旦中旦发，暮中暮发（言疟发皆随其初中风邪之时也）。脏有远近，脉有迟疾，周有度数，行有漏刻（脏，谓人五脏，肝心脾肺肾也，心肺在膈上，呼则其气出，是为近，呼为阳，其脉疾。肾肝在膈下，吸则其气入，是为远也，吸为阴，其脉迟。度数，谓经脉之长短，周身行者，荣卫之行也。行阴、阳各二十五度，为一周也，以应漏下百刻也）。迟在上，伤毛采；数在下，伤下焦。中焦有恶则见，有善则匿（秋则阳气迟，阴气数。迟当在下，数当在上，随节变，故言伤毛采也。人之皮毛，肺气所行。下焦在脐下，阴之所治也，其脉应迟，今反数，故言伤下焦。中焦，脾也，其平善之时脉常自不见，衰乃见耳。故云有恶则见也）。阳气下陷，阴气则温（言阳气下陷，温养诸脏）。阳反在下，阴反在巅，故名曰长而且留。（阴阳交代，各顺时节，人血脉和平，言可长留竟一时）

上四时经。

黄帝问曰：秋脉如浮，何如而浮？岐伯对曰：秋脉肺也，西方金也，万物之所以收成也。故其气来轻虚而浮，其气来急去散，故曰浮。反此者病。黄帝曰：何如而反？岐伯曰：其气来毛而中央坚，两傍虚，此谓太过，病在外；其气来毛而微，此谓不及，病在中。黄帝曰：秋脉太过与不及，其病何如？岐伯曰：太过则令人气逆而背痛温温然，不及则令人喘，呼吸少气而咳，上气见血，下闻病音。

肺脉来厌厌聂聂，如落榆荚，曰肺平。秋以胃气为本（《难经》云：厌厌聂聂，如循榆叶，曰春平脉。蔼蔼如车盖。按之益大，曰秋平脉），肺脉来不上不下，如循鸡羽，曰肺病（《巢源》无不字）。肺脉来如物之浮，如风吹毛，曰肺死。

真肺脉至，大而虚，如以毛羽中人肤，色赤白不泽，毛折，乃死。

秋胃微毛，曰平；毛多胃少，曰肺病；但毛无胃，曰死。毛而有弦，曰春病；弦甚，曰今病。

肺藏气，气舍魄。喜乐无极则伤魄，魄伤则狂，狂者意不存人，皮革焦，毛悴色夭，死于夏。

秋金肺王。其脉浮（《千金》浮作微）涩而短，曰平脉。反得洪大而散者（《千金》作浮大而洪），是心之乘肺，火之克金，为贼邪，大逆，十死不治（一本云：日，月、年数至四，恶丙丁），反得沉濡而滑者，是肾之乘肺，子之扶母，为实邪，虽病自愈，反得大而缓者，是脾之乘肺，母之归子，为虚邪，虽病易治。反得弦细而长者，是肝之乘肺，木之陵金，为微邪，虽病即差。

肺脉来汎汎，轻如微风吹鸟背上毛，再至，曰平；三至，曰离经，病；四至，脱精；五至，死；六至，命尽。手太阴脉也。

肺脉急甚，为癫疾；微急，为肺寒热，怠堕，咳唾血，引腰背胸，苦鼻息肉不通。缓甚，为多汗；微缓，为痿偏风（一作漏风），头以下汗出不可止。大甚，为胫肿；微大，为肺痹，引胸背，起腰内。小甚，为飧泄；微小，为消瘅。滑甚，为息贲，上气；微滑，为上下出血。涩甚，为呕血；微涩，为鼠瘘，在颈支腋之间，下不胜其上，其能喜酸。

手太阴气绝则皮毛焦。太阴者，行气温皮毛者也，气弗营则皮毛焦，皮毛焦则津液去，津液去则皮节伤，皮节伤者则爪枯毛折，毛折者则气先死。丙笃丁死，火胜金也。

肺死脏，浮之虚，按之弱如葱叶，下无根者，死。

上《素问》《针经》、张仲景。

肾膀胱部第五

肾象木，与膀胱合为腑（膀胱为津液之腑）。其经足少阴（足少阴肾脉也），与足太阳为表里（足太阳膀胱脉也）。其脉沉（沉，肾脉之大形也），其相秋三月，（秋金王水相）。其王冬三月，废春三月，囚夏三月，其死季夏六月。其王日壬癸，王时人定、夜半；其困日丙丁，困时禺中、日中；其死日戊己，死时食时、日昳。其神志（肾之所藏者志也），其主液，其养骨，其候耳，其声呻，其色黑，其臭腐，其液唾，其味咸，其宜酸，其恶甘。肾俞在背第十四椎，募在京门；膀胱俞在第十九椎，募在中极。（横骨上一寸，在脐下五寸前陷者中）

上新撰。

肾者北方水，万物之所藏（冬则北方用事，王在三时之后，肾在四脏之下，故王北方也，万物春生、夏长、秋收、冬藏）。百虫伏蛰（冬伏蛰不食之虫，言有百种也），阳气下陷，阴气上升。阳气中出，阴气烈为霜，遂不上升，化为雪霜，猛兽伏蛰，蜾虫匿藏（阳气下陷者，谓降于土中也。其气犹越而升出，阴气在上寒盛，阳气虽升而出不能自致，因而化作霜雪。或谓阳气中出，是十月则霜降。猛兽伏蛰者，盖谓龙蛇冬时而潜处。蜾虫，无毛甲者，得寒皆伏蛰，逐阳气所在，如此避冰霜，自温养也）。其脉为沉。沉为阴，在里，不可发汗，发则蜾虫出，见其霜雪（阳气在下，故冬脉沉，温养于脏腑，此为里实而表虚，复从外发其汗，此为逆治，非其法也。犹百虫伏蛰之时，而反出土见于冰霜，必死不疑。逆治者死，此之谓也）。阴气在表，阳气在脏，慎不可下，下之者伤脾，脾土弱即水气妄行（阳气在下，温养诸脏、故不可下也。下之既损于阳气，而脾胃复伤。土以防水，而今反伤之。故令水得盈溢而妄行也）。下之者，如鱼出水，蛾入汤（言治病逆，则杀人，如鱼出水，蛾入汤火之中，即死），重客在里，慎不可熏，熏之逆客，其息则喘（重客者，犹阳气也，重者，尊重之貌也。阳位尊处于上，今一时在下，非其常所，故言客也。熏谓烧针，及以汤火之辈熏发其汗，如此则客热从外入，与阳气相薄，是为逆也。气上熏胸中，故令喘息）。无持客热，令口烂疮（无持者，无以汤火发熏其汗也。熏之则火气入里为客热，故令其口生疮）。阴脉且解，血散不通，正阳遂厥，阴不往从（血行脉中，气行脉外，五十周而复会，如环之无端也。血为阴，气为阳，相须而行。发其汗，使阴阳离别，脉为解散，血不得通。厥者，逆也，谓阳气逆而不复相朝使。治病失所，故阴阳错逆，可不慎也），客热狂入，内为结胸（阴阳错乱，外热狂入，留结胸中也）。脾气遂弱，清溲痢通。（脾主水谷，其气微弱，水谷不化，下痢不息，清者，厕也，溲从水道出，而反清溲者，是谓下痢至厕也）

上四时经。

黄帝问曰：冬脉如营，何如而营？岐伯对曰：冬脉肾也，北方水也，万物之所以含[1]藏，故其脉来沉以搏，故曰营。反此者病。黄帝曰：何如而反？岐伯曰：其气来如弹石者，此谓太过，病在外；其去如数者，此谓不及，病在中。黄帝曰：冬脉太过与不及，其病皆如何？岐伯曰：太过则令人解㑊，脊脉痛而少气，不欲言；不及则令人心悬如病饥，眇中清，脊中痛，小腹满，小便黄赤。

肾脉来喘喘累累如钩，按之而坚，曰肾平。冬以胃气为本。

---

[1]含：人卫本作"合"，义胜。

肾脉来如引葛，按之益坚，曰肾病。肾脉来发如夺索，辟辟如弹石，曰肾死。

真肾脉至，搏而绝，如以指弹石，辟辟然，其色黄黑不泽，毛折，乃死。

冬胃微石，曰平；石多胃少，曰肾病；但石无胃，曰死。石而有钩，曰夏病；钩甚，曰今病。（凡人以水谷为本，故人绝水谷则死，脉无胃气亦死。所谓无胃气者，但得真脏脉，不得胃气也。所谓脉不得胃气者，肝但弦，心但钩，胃但弱，肺但毛，肾但石也）

肾藏精，精舍志。盛怒而不止则伤志，志伤则善忘其前言，腰脊痛，不可以俯仰屈伸，毛悴色夭，死于季夏。

冬肾水王，其脉沉濡而滑，曰平脉。反得大而缓者，是脾之乘肾，土之克水，为贼邪，大逆，十死不治（一本云：日、月、年数至一，忌戊己）。反得弦细而长者，是肝之乘肾，子之扶母，为实邪，虽病自愈。反得浮（《千金》作微）涩而短者，是肺之乘肾，母之归子，为虚邪，虽病易治。反得洪大而散者（《千金》作浮大而洪），是心之乘肾，火之陵水，为微邪，虽病即差。

肾脉沉细而紧，再至，曰平；三至，曰离经，病；四至，脱精；五至，死；六至，命尽。足少阴脉也。

肾脉急甚，为骨痿、癫疾；微急，为奔豚、沉厥，足不收，不得前后。缓甚，为折脊；微缓，为洞下，洞下者食不化，入咽还出。大甚，为阴痿；微大，为石水，起脐下以至小腹肿，垂垂然，上至胃脘，死不治；小甚，为洞泄；微小，为消瘅。滑甚，为癃癫；微滑，为骨痿，坐不能起，目无所见，视见黑花。涩甚，为大痈；微涩，为不月水，沉痔。

足少阴气绝则骨枯。少阴者，冬脉也，伏行而濡骨髓者也。故骨不濡则肉不能着骨也，骨肉不相亲则肉濡而却，肉濡而却故齿长而垢，（《难经》垢字作枯）发无泽，发无泽者，骨先死。戊笃己死，土胜水也。

肾死脏，浮之坚，按之乱如转丸，益下入尺中者，死。

上《素问》《针经》、张仲景。

卷四

辨三部九候脉证第一

经言：所谓三部者，寸、关、尺也；九候者，每部中有天、地、人也。上部主候从胸以上至头，中部主候从膈以下至气街，下部主候从气以下至足。浮、沉、牢、结、迟、疾、滑、涩，各自异名，分理察之，勿怠观变，所以别三部九候，知病之所起。察而明之，针灸亦然也。故先候寸脉中（寸中一作寸中于九）。浮在皮肤，沉细在里。昭昭天道，可得长久。

上部之候，牢、结、沉、滑，有积气在膀胱。微细而弱，卧引里急，头痛，咳嗽，逆气上下。心膈上有热者，口干渴燥。病从寸口，邪入上者名曰解。脉来至，状如琴弦，苦少腹痛，女子经月不利，孔窍生疮；男子病痔，左右胁下有疮。上部不通者，苦少腹痛，肠鸣。寸口中虚弱者，伤气，气不足。大如桃李实，苦痹也。寸口直上者，逆虚也。如浮虚者，泄利也。

中部脉结者，腹中积聚。若在膀胱、两胁下，有热。脉浮而大，风从胃管入，水胀，干呕，心下澹澹，如有桃李核。胃中有寒，时苦烦、痛、不食，食即心痛，胃胀支满，膈上积。胁下有热，时寒热淋露。脉横出上者，胁气在膀胱，病即著。右横关入寸口中者，膈中不通，喉中咽难。刺关元，入少阴。

下部脉者，其脉来至浮大者，脾也。与风集合，时上头痛，引腰背，小滑者，厥也。足下热，烦满，逆上抢心，上至喉中，状如恶肉，脾伤也。病少腹下，在膝、诸骨节间，寒清不可屈伸；脉急如弦者，筋急，足挛结者，四肢重。从尺邪入阳明者，寒热也。大风邪入少阴，女子漏白下赤，男子溺血，阴萎不起，引少腹痛。

人有三百六十脉，法三百六十日。三部者，寸、关、尺也。尺脉为阴，阴脉常沉而迟；寸、关为阳，阳脉俱浮而速。气出为动，入为息。故阳脉六息七息十三投，阴脉八息七息十五投，此其常也。

二十八脉相逐上下，一脉不来，知疾所苦。尺胜治下，寸胜治上，尺寸俱平治中央。脐以上阳也，法于天；脐以下阴也，法于地；脐为中关。头为天，足为地。有表无里，邪之所止，得鬼病。何谓有表无里[1]？寸尺为表，关为里，两头有脉，关中绝不至也。尺脉上不至关为阴绝，寸脉下不至关为阳绝。阴绝而阳微，死不治。三部脉或至或不至，冷气在胃中，故令脉不通也。

上部有脉，下部无脉，其人当吐，不吐者，死。上部无脉，下部有脉，虽困无所苦。所以然者，譬如人之有足，树之有根，虽枝叶枯槁，根本将自生，木有根本，即自有气，故知不死也。寸口脉平而死者，何也？然：诸十二经脉者，皆系于生气之原。所谓生气之原者，非谓十二经之根本也，谓肾间动气也。此五脏六腑之本，十二经之根，呼吸之门，三焦之原，一名守邪之神也。故气者，人根本也，根绝则茎枯矣。寸口脉平而死者，生气独绝于内也。（肾间动气，谓左为肾，右为命门，命门者，精神之所舍，元气之所系也，一名守邪之神。以命门之神固守，邪气不得妄入，入即死矣。此肾气先绝于内，其人便死。其脉不复，反得动气也）

岐伯曰：形盛脉细，少气不足以息者，死；形瘦脉大，胸中多气者，死。形气相得者，生；参伍不调者，病。三部九候皆相

失者，死。上下左右之脉相应如参春者，病甚；上下左右相失不可数者，死。中部之候虽独调，与众脏相失者，死；中部之候相减者，死。目内陷者，死。

黄帝曰：冬阴夏阳奈何？岐伯曰：九候之脉皆沉细悬绝者，为阴，主冬，故以夜半死；盛躁喘数者，为阳，主夏，故以日中死。是故寒热者，平旦死；热中及热病者，日中死；病风者，以日夕死；病水者，以夜半死；其脉乍数乍疏乍迟乍疾者，以日乘四季死；形肉已脱，九候虽调，犹死。七诊虽见，九候皆顺者，不死。所言不死者，风气之病及经月之病，似七诊之病而非也，故言不死。若有七诊之病，其脉候亦败者，死矣。必发哕噫，必审问其所始病与今之所方病，而后各切循其脉，视其经络浮沉，以上下逆顺循之。其脉疾者，不病；其脉迟者，病；脉不往来者，死；皮肤著者，死。

两手脉，结上部者，濡；结中部者，缓；结三里者，豆起，弱反在关，濡反在巅。微在其上，涩反在下。微即阳气不足，沾热汗出；涩即无血，厥而且寒。

黄帝问曰：余欲毋视色、持脉，独调其尺，以言其病，从外知内，为之奈何？岐伯对曰：审其尺之缓、急、小、大、滑、涩，肉之坚脆，而病形变定矣。调之何如？对曰：脉急者，尺之皮肤亦急；脉缓者，尺之皮肤亦缓；脉小者，尺之皮肤减而少；脉大者，尺之皮肤亦大；脉滑者，尺之皮肤亦滑；脉涩者，尺之皮肤亦涩。凡此六变，有微有甚。故善调尺者，不待于寸；善调脉者，不待于色。能参合行之，可为上工。

尺肤滑以淖泽者，风也；尺内弱，解㑊安卧脱肉者，寒热也；尺肤涩者，风痹也；尺肤粗如枯鱼之鳞者，水淡饮也；尺肤热甚，脉盛躁者，病温也，其脉盛而滑者，汗且出；尺肤寒者，脉小（一作急）者，泄，少气；尺肤烜然（烜然，《甲乙》作热炙人手），先热后寒者，寒热也；尺肤先寒，久持之而热者，亦寒热也；尺烜然热，人迎大者，当夺血；尺紧人迎脉小甚则少气；色白有加者，立死。肘所独热者，腰以上热；肘前独热者，膺前热；肘后独热者，肩背热。肘后粗以下三四寸，肠中有虫；手所独热者，腰以上热；臂中独热者，腰腹热；掌中热者，腹中热；掌中寒者，腹中寒；鱼上白肉有青血脉者，胃中有寒。诸浮、诸沉、诸滑、诸涩、诸弦、诸紧，若在寸口，膈以上病；若在关上，胃以下病；若在尺中，肾以下病。

寸口脉滑而迟，不沉不浮，不长不短，为无病。左右同法。

寸口太过与不及，寸口之脉，中手短者，曰头痛；中手长者，曰足胫痛；中手促上击者，曰肩背痛。

寸口脉浮而盛者，病在外。

寸口脉沉而坚者，病在中。

寸口脉沉而弱者，曰寒热（一作气，又作中）及疝瘕、少腹痛。

寸口脉沉而弱，发必坠落。

寸口脉沉而紧，苦心下有寒，时痛，有积聚。

寸口脉沉，胸中短气。

寸口脉沉而喘者，寒热。

寸口脉但实者，心劳。

寸口脉紧或浮，膈上有寒，肺下有水气。

脉紧而长过寸口者，注病。

脉紧上寸口者，中风。风头痛亦如之。（《千金翼》云：亦为伤寒头痛）

脉弦上寸口者，宿食；降者，头痛。

脉来过寸入鱼际者，遗尿。

寸口脉，潋潋如羹上肥，阳气微；连连如蜘蛛丝，阴气衰。

寸口脉偏绝，则臂偏不遂；其人两手俱绝者，不可治。两手前部阳绝者，苦心下寒毒，喙中热。

关上脉浮而大，风在胃中，张口肩息，心下澹澹，食欲呕。

关上脉微浮，积热在胃中，呕吐蛔虫，心健忘。

关上脉滑而太小不匀（《千金》云：必吐逆），是为病方欲进，不出一二日复欲发动。其人欲多饮，饮即注利。如利止者，生；不止者，死。

关上脉紧而滑者，蛔动。

关上脉涩而坚，大而实，按之不减有力，为中焦实，有伏结在脾，肺气塞，实热在胃中。

关上脉襜襜大，而尺寸细者，其人必心腹冷积，癥瘕结聚，欲热饮食。

关上脉时来时去、乍大乍小、乍疏乍数者，胃中寒热，羸劣不欲饮食，如疟状。

尺脉浮者，客阳在下焦。

尺脉细微，溏泄，下冷利。

尺脉弱，寸强，胃络脉伤。

尺脉虚小者，足胫寒，痿痹脚疼。

尺脉涩，下血下利，多汗。（《素问》又云：尺涩脉滑谓之多汗）

尺脉滑而疾，为血虚。

尺脉沉而滑者，寸白虫。

尺脉细而急者，筋挛，痹不能行。

尺脉粗，常热者，谓之热中，腰胯疼，小便赤热。

尺脉偏滑疾，面赤如醉。外热则病。

平杂病脉第二

滑为实、为下，又为阳气衰。数为虚、为热。浮为风、为虚。动为痛、为惊。

沉为水、为实，又为鬼疰。弱为虚、为悸。

迟则为寒，涩则少血，缓则为虚，洪则为气。（一作热）

紧则为寒，弦数为疟。

疟脉自弦，弦数多热，弦迟多寒。微则为虚，代散则死。

弦为痛痹（一作浮为风疰）。偏弦为饮，双弦则胁下拘急而痛，其人啬啬恶寒。

脉[1]大，寒热在中。伏者，霍乱。

安卧，脉盛，谓之脱血。

凡亡汗，肺中寒饮，冷水咳嗽，下利，胃中虚冷，此等其脉并紧。

浮而大者，风。

浮大者，中风，头重，鼻塞。

浮而缓，皮肤不仁，风寒入肌肉。

滑而浮散者，摊缓风。

滑者，鬼疰。

涩而紧，痹病。

浮洪大长者，风眩癫疾。

大坚疾者，癫病。

---

[1]脉：此前人卫本有"涩"字。

弦而钩，胁下如刀刺，状如蜚尸，至困不死。

紧而急者，遁尸。

洪大者，伤寒热病。

浮洪大者，伤寒。秋吉，春成病。

浮而滑者，宿食。

浮滑而疾者，食不消，脾不磨。

短疾而滑，酒病。

浮而细滑，伤饮。

迟而涩，中寒，有癥结。

驶而紧，积聚，有击痛。

弦急，疝瘕，小腹痛，又为癖病。（一作脾病）

迟而滑者，胀。

盛而紧者，胀。

弦小者，寒澼。

沉而弦者，悬饮，内痛。

弦数，有寒饮，冬夏难治。

紧而滑者，吐逆。

小弱而涩，胃反。

迟而缓者，有寒。

微而紧者，有寒。

沉而迟，腹藏有冷病。

微弱者，有寒，少气。

实紧，胃中有寒，苦不能食。时时利者，难治（一作时时呕稽留难治）。

滑数，心下结，热盛。

滑疾，胃中有热。

缓而滑，曰热中。

沉（一作浮）而急，病伤寒，暴发虚热。

浮而绝者，气急。

辟大而滑，中有短气。

浮短者，其人肺伤。诸气微少，不过一年死。法当嗽也。

沉而数，中水。冬不治自愈。

短而数，心痛，心烦。

弦而紧，胁痛，脏伤，有瘀血。（一作有寒血）

沉而滑，为下重，亦为背膂痛。

脉来细而滑，按之能虚，因急持直者，僵仆，从高堕下，病在内。

微浮，秋吉，冬成病。

微数，虽甚不成病，不可劳。

浮滑疾紧者，以合百病，久易愈。

阳邪来，见浮洪。

阴邪来，见沉细。

水谷来，见坚实。

脉来乍大乍小、乍长乍短者，为祟。

脉来洪大袅袅者，社祟。

脉来沉沉泽泽，四肢不仁而重，土祟。

脉与肌肉相得，久持之至者，可下之。

弦小紧者，可下之。

紧而数，寒热俱发，必下乃愈。

弦迟者，宜温药。

紧数者，可发其汗。

诊五脏六腑气绝证候第三

病人肝绝，八日死。何以知之？面青，但欲伏眠，目视而不见人，汗（一作泣）出如水不止。（一曰二日死）

病人胆绝，七日死，何以知之？眉为之倾。

病人筋绝，九日死。何以知之？手足爪甲青，呼骂不休。（一曰八日死）

病人心绝，一日死。何以知之？肩息，回视，立死。（一曰目亭亭，一日死）

病人肠（一云小肠）绝，六日死。何以知之？发直如干麻，不得屈伸，自汗不止。

病人脾绝，十二日死。何以知之？口冷，足肿，腹热，胪胀，泄利不觉，出无时度。（一曰五日死）

病人胃绝，五日死。何以知之？脊痛，腰中重，不可反复。（一曰腓肠平，九日死）

病人肉绝，六日死。何以知之？耳干，舌皆肿，溺血，大便赤泄。（一曰足肿，九日死）

病人肺绝，三日死，何以知之？口张，但气出而不还。（一曰鼻口虚张短气）

病人大肠绝，不治。何以知之？泄利无度，利绝则死。

病人肾绝，四日死。何以知之？齿为暴枯，面为正黑，目中黄色，腰中欲折，自汗出如流水。（一曰人中平，七日死）

病人骨绝，齿黄落，十日死。

诸浮脉无根者，皆死。

诊四时相反脉证第四

春三月木王，肝脉治，当先至，心脉次之，肺脉次之，肾脉次之。此为四时王相顺脉也。到六月土王，脾脉当先至而反不至，反得肾脉，此为肾反脾也，七十日死。何为肾反脾？夏，火王，心脉当先至，肺脉次之，而反得肾脉，是谓肾反脾。期五月、六月，忌丙丁。

脾反肝，三十日死。何谓脾反肝？春，肝脉当先至，而反不至，脾脉先至，是谓脾反肝。期正月、二月，忌甲乙。

肾反肝，三岁死。何谓肾反肝？春肝脉当先至而反不至，肾脉先至是谓肾反肝也。期七月、八月、忌庚辛。

肾反心，二岁死。何谓肾反心？夏，心脉当先至而反不至，肾脉先至，是谓肾反心也。期六月，忌戊己。

诊损至脉第五

脉有损至，何谓也？然：至之脉，一呼再至曰平，三至曰离经，四至曰夺精，五至曰死，六至曰命绝，此至之脉也。何谓损？一呼一至曰离经，二呼一至曰夺精，三呼一至曰死，四呼一至曰命绝，此损之脉也。至脉从下上，损脉从上下也。损脉之为病奈何？然：一损损于皮毛，皮聚而毛落；二损损于血脉，血脉虚少，不能荣于五脏六腑也；三损损于肌肉，肌肉消瘦，食饮不为肌肤；四损损于筋，筋缓不能自收持；五损损于骨，骨痿不能起于床。反此者，至之为病也。从上下者，骨痿不能起于床者，死；从下上者，皮聚而毛落者，死。治损之法奈何？然；损其肺者，益其气；损其心者，调其荣卫；损其脾者，调其饮食，适其寒温；损其肝者，缓其中；损其肾者，益其精气。此治损之法也。

脉有一呼再至，一吸再至；一呼三至，一吸三至；一呼四至，一吸四至；一呼五至，一吸五至；一呼六至，一吸六至；一呼一至，一吸一至；再呼一至，再吸一至；呼吸再至。脉来如此，何以别知其病也？然：脉来一呼再至，一吸再至，不大不小，曰平。一呼三至，一吸三至，为适得其病。前大后小，即头痛目眩；前小后大，即胸满短气。一呼四至，一吸四至病适欲甚。脉洪大者，苦烦满；沉细者，腹中痛；滑者，伤热；涩者，中雾露。一呼五至，一吸五至，其人当困。沉细即夜加，浮大即昼加，不大小虽困可治，其有大小者为难治。一呼六至，一吸六至，为十死脉也。沉细夜死，浮大昼死。一呼一至，一吸一至，名曰损。人虽能行，犹当（一作犹未）着床，所以然者，血气皆不足故也。再呼一至，再吸一至，名曰无魂。无魂者，当死也，人虽能行，名曰行尸。

扁鹊曰：脉一出一入曰平，再出一入少阴，三出一入太阴，四出一入厥阴。再入一出少阳，三入一出阳明，四入一出太阳。脉出者为阳，入者为阴。故人一呼而脉再动，气行三寸；一吸而脉再动，气行三寸。呼吸定息，脉五动。一呼一吸为一息，气行六寸。人十息，脉五十动，气行六尺。二十息，脉百动，为一备之气，以应四时。天有三百六十五日，人有三百六十五节。昼夜漏下水百刻。一备之气，脉行丈二尺。一日一夜行于十二辰，气行尽则周遍于身，与天道相合，故曰平，平者，无病也，一阴一阳是也。

脉再动为一至，再至而紧即夺气。一刻百三十五息，十刻千三百五十息，百刻万三千五百息，二刻为一度，一度气行一周身，昼夜五十度。脉三至者离经。一呼而脉三动，气行四寸半。人一息脉七动，气行九寸。十息脉七十动，气行九尺。一备之气。脉百四十动，气行一丈八尺。一周于身，气过百八十度，故曰离经。离经者病，一阴二阳是也。三至而紧则夺血。脉四至则夺精。一呼而脉四动，气行六寸。人一息脉九动，气行尺二寸。人十息脉九十动，气行一丈二尺。一备之气，脉百八十动，气行二丈四尺。一周于身，气过三百六十度，再遍于身，不及五节，一时之气而重至。诸脉浮涩者，五脏无精，难治。一阴三阳是也。四至而紧则夺形。脉五至者，死。一呼而脉五动，气行六寸半（当行七寸半）。人一息脉十一动，气行尺五寸（当行尺五寸）。人十息脉百一十动，气行丈三尺（当行丈五尺）。一备之气，脉二百二十动，气行三文六尺（当行三丈）。一周于身三百六十五节，气行过五百四十度。再周于身，过百七十度。一节之气而至此。气浮涩，经行血气竭尽，不守于中，五脏痿痹，精神散亡。脉五至而紧则死，三阴（一作二）三阳是也，虽五犹末，如之何也。

脉一损一乘者，人一呼而脉一动，人一息而脉再动，气行三寸。十息脉二十动，气行三尺。一备之气，脉四十动，气行六尺，不及周身百八十节。气短不能周遍于身，苦少气，身体懈惰矣。

脉再损者，人一息而脉一动，气行一寸五分。人十息脉十动，气行尺五寸。一备之气，脉二十动，气行三尺，不及周身二百节。疑血气尽，经中不能及，故曰离经。血去不在其处，大小便皆血也。

脉三损者，人一息复一呼而脉一动。十息脉七动，气行尺五寸（当行尺五分）。一备之气，脉十四动，气行三尺一寸（当行二尺一寸）。不及周身二百九十七节，故曰争，气行血留，不能相与俱微。气闭实则胸满脏枯，而争于中，其气不朝，血凝于中，死矣。

脉四损者，再息而脉一动。人十息脉五动，气行七寸半。一备之气，脉十动。气行尺五寸。不及周身三百一十五节，故曰亡血，亡血者，亡失其度，身羸疲，皮裹骨。故气血俱尽，五脏失神，其死明矣。

脉五损者，人再息复一呼而脉一动。人十息脉四动，气行六寸。一备之气，脉八动，气行尺二寸。不及周身三百二十四节，故曰绝。绝者，气急，不下床，口气寒，脉俱绝，死矣。

岐伯曰：脉失四时者为至启，至启者，为损至之脉也。损之为言，少阴主骨为重，此志损也；饮食衰减，肌肉消者，是意损也；身安卧，卧不便利，耳目不明，是魂损也；呼吸不相通，五色不华，是魄损也；四肢皆见脉为乱，是神损也。大损三十岁，中损二十岁，下损十岁。损，各以春、夏、秋、冬。平人，人长脉短者，是大损，三十岁；人短脉长者，是中损，二十岁；手足皆细，是下损，十岁；失精气者，一岁而损；男子，左脉短，右脉长，是为阳损，半岁；女子，右脉短，左脉长，是为阴损，半岁。春，脉当得肝脉，反得脾、肺之脉，损；夏，脉当得心脉，反得肾、肺之脉，损；秋，脉当得肺脉，反得肝、心之脉，损；冬，脉当得肾脉，反得心、脾之脉，损。

当审切寸口之脉，知绝不绝。前后去为绝。掌上相击，坚如弹石，为上脉虚尽，下脉尚有，是为有胃气（上脉尽，下脉坚如弹石，为有胃气）。上下脉皆尽者，死；不绝不消者，皆生，是损脉也。至之为言，言语音深远，视愦愦，是志之至也；身体粗大饮食暴多，是意之至也；语言妄见，手足相引，是魂之至也；茏葱华色，是魄之至也；脉微小不相应，呼吸自大，是神之至也。是至脉之法也。死生相应，病各得其气者生，十得其半也。

黄帝曰：善。

诊脉动止投数疏数死期年月第六

脉一动一止，二日死（一经云、一日死）。二动一止，三日死。三动一止，四日或五日死。四动一止，六日死。五动一止，五日死，或七日死。六动一止，八日死。七动一止，九日死。八动一止，十日死。九动一止，九日死，又云十一日死（一经云：十三日死，若立春死）。十动一止，立夏死（一经云：立春死）。十一动一止，夏至死（一经云：立夏死；一经云：立秋死）。十二、十三动一止，立秋死（一经云：立冬死）。十四、十五动一止，立冬死（一经云：立夏死）。二十动一止，一岁死，若立秋死。二十一动一止，二岁死。二十五动一止，立冬死（一经云：一岁死，或二岁死）。三十动一止，二岁若三岁死。三十五动一止，三岁死。四十动一止，四岁死。五十动一止，五岁死。不满五十动一止，五岁死。

脉来五十投而不止者，五脏皆受气，即无病（《千金方》云：五行气毕，阴阳数同，荣卫出入，经脉流通，昼夜百刻，五德相生）。脉来四十投而一止者，一脏无气，却后四岁，春草生而死。脉来三十投而一止者，二脏无气，却后三岁，麦熟而死。脉来二十投而一止者，三脏无气，却后二岁，桑椹赤而死。脉来十投而一止者，四脏无气，岁中死。得节不动，出清明日死，远不出谷雨死矣。脉来五动而一止者，五脏无气，却后五日而死。

脉一来而久住者，宿病在心主中治。脉二来而久住者，病在肝支中治。脉三来而久住者，病在脾下中治。脉四来而久住者，病在肾间中治。脉五来而久住者，病在肺支中治。

五脉病，虚羸人得此者，死。所以然者，药不得而治，针不得而及。盛人可治，气全故也。

诊百病死生诀第七

诊伤寒，热盛，脉浮大者，生；沉小者，死。

伤寒，已得汗，脉沉小者，生；浮大者，死。

温病，三、四日以下，不得汗，脉大疾者，生；脉细小难得者，死，不治。

温病，穰穰大热，其脉细小者，死。（《千金》穰穰作时行）

温病，下利，腹中痛甚者，死，不治。

温病，汗不出，出不至足者，死；厥逆汗出，脉坚强急者，生；虚缓者，死。

温病，二、三日，身体热，腹满，头痛，食饮如故，脉直而疾者，八日死。四、五日头痛，腹痛而吐，脉来细强，十二日死。八、九日头不疼，身不痛，目不赤，色不变，而反利，脉来牒牒，按之不弹手，时大，心下坚，十七日死。

热病，七、八日，脉不软（一作喘），不散（一作数）者，当喑。喑后三日，温汗不出者，死。

热病，七、八日，其脉微细，小便不利，加暴口燥，脉代，舌焦干黑者，死。

热病，未得汗，脉盛躁疾，得汗者，生；不得汗者，难瘥。

热病，已得汗，脉静安者，生；脉躁者，难治。

热病，已得汗，常大热不去者，亦死。（大，一作专）

热病，已得汗，热未去，脉微躁者，慎不得刺治。

热病，发热，热甚者，其脉阴阳皆竭，慎勿刺。不汗出，必下利。

诊人被风，不仁痿蹶，其脉虚者，生；紧[1]急疾者，死。

诊癫病，虚则可治，实则死。

癫疾，脉实坚者，生；脉沉细小者，死。

癫疾，脉搏大滑者，久久自已。其脉沉小急实，不可治；小坚急，亦不可疗。

诊头痛、目痛、久视无所见者，死。（久视，一作卒视）

诊人心腹积聚，其脉坚强急者，生；虚弱者，死。又实强者，生；沉者，死。其脉大，腹大胀，四肢逆冷，其人脉形长者，死。腹胀满，便血，脉大时绝，极下血；脉小疾者，死。心腹痛，痛不得息，脉细小迟者，生；坚大疾者，死。

肠澼，便血，身热则死，寒则生。

肠澼下白沫，脉沉则生，浮则死。

肠澼，下脓血，脉悬绝则死，滑大则生。

肠澼之属，身热，脉不悬绝，滑大者，生；悬涩者，死。以脏期之。

肠澼，下脓血，脉沉小流连者，生；数疾且大，有热者，死。

肠澼，筋挛，其脉小细安静者，生；浮大紧者，死。洞泄，食不化，不得留，下脓血，脉微小迟者，生；紧急者，死。

泄注，脉缓，时小结者，生；浮大数者，死。

蟨蚀阴疟，其脉虚小者，生；紧急者，死。

咳嗽，脉沉紧者，死；浮直者，生；浮软者，生；小沉伏匿者，死。

咳嗽，羸瘦，脉形坚大者，死。

---

[1]紧：人卫本及人卫校注本均作"坚"，可参。

咳嗽，脱形，发热，脉小坚急者，死；肌瘦，下脱形，热不去者，死。

咳而呕，腹胀且泄，其脉弦急欲绝者，死。

吐血、衄血、脉滑小弱者，生；实大者，死。

汗出若衄，其脉小滑者，生；大躁者，死。

吐血，脉紧强者，死；滑者，生。

吐血而咳，上气，其脉数，有热，不得卧者，死。

上气，脉数者，死。谓其形损故也。

上气，喘息低昂，其脉滑，手足温者，生；脉涩，四肢寒者，死。

上气，面浮肿，肩息，其脉大，不可治，加利必死。（一作又甚）

上气，注液，其脉虚宁宁伏匿者，生；坚强者死。

寒气上攻，脉实而顺滑者，生；实而逆涩则死。（《太素》云：寒气暴上，脉满实何如？曰：实而滑则生，实而逆则死矣。其形尽满何如？曰；举形尽满者，脉急大坚，尺满而不应，如是者，顺则生，逆则死。何谓顺则生，逆则死？曰：所谓顺者，手足温也；谓逆者，手足寒也）

痟瘅，脉实大，病久可治；脉悬小坚急，病久不可治。

消渴，脉数大者，生；细小浮短者，死。

消渴，脉沉小者，生；实坚大者，死。

水病，脉洪大者，可治；微细者，不可治。

水病，胀闭，其脉浮大软者，生；沉细虚小者，死。

水病，腹大如鼓，脉实者，生；虚者，死。

卒中恶，吐血数升，脉沉数细者，死；浮大疾快者，生。

卒中恶，腹大，四肢满，脉大而缓者，生；紧大而浮者，死；紧细而微者，亦生。

病疮，腰脊强急，瘈疭者，皆不可治。

寒热，瘈疭，其脉代、绝者，死。

金疮，血出太多，其脉虚细者，生；数实大者，死。

金疮出血、脉沉小者，生；浮大者，死。

斫疮，出血一、二石，脉来大，二十日死。

斫刺俱有，病多，少血，出不自止断者，其血止，脉来大者，七日死；滑细者，生。

从高顿仆，内有血，腹胀满，其脉坚强者，生；小弱者，死。

人为百药所中伤，脉浮涩而疾者，生；微细者，死；洪大而迟者，生。（《千金》迟作速）

人病甚而脉不调者，难瘥。人病甚而脉洪者，易瘥。

人内外俱虚，身体冷而汗出，微呕而烦扰，手足厥逆，体不得安静者，死。

脉实满，手足寒，头热，春秋生，冬夏死。

老人脉微，阳羸阴强者，生；脉焱大加息（一作如急）者，死。阴弱阳强，脉至而代，奇（一作寄）月而死。

尺脉涩而坚，为血实气虚也。其发病腹痛、逆满、气上行，此为妇人胞中绝伤，有恶血，久成结瘕。得病以冬时，黍穄赤而死。

尺脉细而微者，血气俱不足，细而来有力者，是谷气不充，病得节辄动，枣叶生而死。此病秋时得之。

左手寸口脉偏动，乍大乍小，不齐，从寸口至关，关至尺，三部之位，处处动摇，各异不同，其人病，仲夏得之此脉，桃花落而死。（花，一作叶）

右手寸口脉偏沉伏，乍小乍大，朝来浮大，暮夜沉伏。浮大即太过，上出鱼际。沉伏即下不至关中。往来无常，时时复来者，榆叶枯落而死。（叶，一作英）

右手尺部，脉三十动一止，有顷更还二十动一止，乍动乍疏，连连相因，不与息数相应，其人虽食谷，犹不愈，蘩草生而死。

左手尺[1]部，脉四十动而一止，止而复来，来逆如循直木，如循张弓弦，绝绝然如两人共引一索，至立冬死。（《千金》作至立春而死）

诊三部脉虚实决死生第八

三部脉调而和者，生。

三部脉废者，死。

三部脉虚，其人长病得之，死。虚而涩，长病亦死，虚而滑亦死，虚而缓亦死，虚而弦急，癫病亦死。

三部脉实而大，长病得之，死；实而滑，长病得之，生。卒病得之，死；实而缓亦生；实而紧亦生；实而紧急，癫痫可治。

三部脉强，非称其人病，便死。

三部脉羸，非其人（一作脉）得之，死。

三部脉粗，长病得之，死；卒病得之，生。

三部脉细而软，长病得之，生；细而数亦生；微而紧亦生。

三部脉大而数，长病得之，生；卒病得之，死。

三部脉微而伏，长病得之，死。

三部脉软（一作濡），长病得之，不治自愈；治之，死。卒

---

[1]尺：原作"人"，据人卫本改。

病得之，生。

三部脉浮而结，长病得之，死；浮而滑，长病亦死；浮而数，长病风得之，生；卒病得之，死。

三部脉芤，长病得之，生；卒病得之，死。

三部脉弦而数，长病得之，生；卒病得之，死。

三部脉革，长病得之，死；卒病得之，生。

三部脉坚而数，如银钗股，蛊毒病，必死；数而软，蛊毒病得之，生。

三部脉漖漖如羹上肥，长病得之，死；卒病得之，生。

三部脉连连如蜘蛛丝，长病得之，死；卒病得之，生。

三部脉如霹雳，长病得之，死；三十日死。

三部脉如弓弦，长病得之，死。

三部脉累累如贯珠，长病得之，死。

三部脉如水淹然流，长病不治自愈，治之反死。（一云：如水流者，长病三十日死；如水不流者，长病不治自愈）

三部脉如屋漏，长病十日死。（《千金》云：十四日死）

三部脉如雀啄，长病七日死。

三部脉如釜中汤沸，朝得暮死，夜半得日中死，日中得夜半死。

三部脉急，切腹间，病又婉转腹痛，针上下差。

卷五

张仲景论脉第一

问曰：脉有三部，阴阳相乘。荣卫气血，在人体躬（《千金》作而行人躬）。呼吸出入，上下于中，因息游布，津液流通。随时动作，效象形容，春弦秋浮，冬沉夏洪。察色观脉，大小不同，一时之间，变无经常，尺寸参差，或短或长。上下乖错，或存或亡。病辄改易，进退低昂。心迷意惑，动失纪纲，愿为缕陈，令得分明。

师曰：子之所问，道之根源。脉有三部，尺寸及关。荣卫流行，不失衡铨，肾沉心洪。肺浮肝弦，此自经常，不失铢分。出入升降，漏刻周旋，水下二刻，脉一周身，旋复寸口，虚实见焉。变化相乘，阴阳相干。风则浮虚，寒则紧弦，沉潜水滀，支饮急弦，动弦为痛，数洪热烦。设有不应，知变所缘。三部不同，病各异端。太过可怪，不及亦然，邪不空见，中必有奸。审察表里，三焦别分，知邪所舍，消息诊看，料度腑脏，独见若神。为子条记，传与贤人。

扁鹊阴阳脉法第二

脉，平旦曰太阳，日中曰阳明，晡时曰少阳，黄昏曰少阴，夜半曰太阴，鸡鸣曰厥阴，是三阴三阳时也。

少阳之脉，乍小乍大，乍长乍短，动摇六分。王十一月甲子夜半，正月、二月甲子王。

太阳之脉，洪大以长，其来浮于筋上，动摇九分。三月、四月甲子王。

阳明之脉，浮大以短，动摇三分。大前小后，状如科斗，其至跳。五月、六月甲子王。

少阴之脉紧细，动摇六分。王五月甲子日中，七月、八月甲子王。

太阴之脉、紧细以长，乘于筋上，动摇九分。九月、十月甲子王。

厥阴之脉，沉短以紧，动摇三分。十一月、十二月甲子王。

厥阴之脉急弦，动摇至六分以上，病迟脉寒，少腹痛引腰，形喘者死；脉缓者可治。刺足厥阴入五分。

少阳之脉，乍短乍长，乍小乍大，动摇至六分以上。病头痛，胁下满，呕可治；扰即死（一作伛可治，偃即死）。刺两季肋端足少阳也，入七分。

阳明之脉，洪大以浮，其来滑而跳，大前细后，状如科斗，动摇至三分以上。病眩头痛，腹满痛，呕可治；扰即死。刺脐上四寸，脐下三寸，各六分。

从二月至八月，阳脉在表；从八月至正月，阳脉在里。附阳脉强，附阴脉弱。至即惊，实则癫疾。细而沉，不癫疾即泄，泄即烦，烦即渴，渴即腹满，满即扰，扰即肠澼，澼即脉代，乍至乍不至。大而沉即咳，咳即上气，上气甚则肩息，肩息甚则口舌血出，血出甚即鼻血出。

变出寸口，阴阳表里，以互相乘。如风有道，阴脉乘阳也。寸口中，前后溢者，行风。寸口中，外实内不满者，三风、四温。寸口者，劳风。劳风者，大病亦发，驶行汗出亦发。软风者，上下微微扶骨，是其诊也。表缓腹内急者，软风也。猥雷实夹者，飘风。从阴趋阳者，风邪。一来调，一来速，鬼邪也。阴缓阳急者，表有风来入脏也。阴急者，风已抱阳入腹。上逯逯，下宛宛，不能至阳，流饮也。上下血微，阴强者，为漏癖；阳强者，酒癖也。伛偷不过，微反阳，澹浆也。阴扶骨绝者，从寸口前顿趋于阴，汗水也。来调四布者，欲病水也。阴脉不偷，阳脉伤，复少津。寸口中后大前兑，至阳而实者，癖食。小过阳一分者，七日癖；二分者，十日癖；三分者，十五日癖；四分者，二十日癖；四分中伏不过者，半岁癖。敦敦不至胃阴一分，饮脯饵癖也。外勾者，久癖也。内卷者，十日以还。外强内弱者，裹大核也，并浮而弦者，汁核。并浮紧而数，如沉，病暑食粥（一作微）。有内紧而伏，麦饭若饼。寸口脉倚阳，紧细以微，瓜菜皮也；若倚如紧，荠藏菜也。赜赜无数，生肉癖也；附阳者，炙肉癖也。小倚生，浮大如故，生麦豆也。

扁鹊脉法第三

扁鹊曰：人一息脉二至谓平脉，体形无苦。人一息脉三至谓病脉。一息四至谓痹者，脱脉气，其眼睛青者，死。

人一息脉五至以上，死，不可治也。都（一作声）息病，脉来动，取极五至，病有六、七至也。

扁鹊曰：平和之气，不缓不急，不滑不涩，不存不亡，不短不长，不俯不仰，不纵不横，此谓平脉，肾（一作紧）受如此（一作刚），身无苦也。

扁鹊曰：脉气弦急，病在肝。少食多厌，里急多言，头眩目痛，腹满，筋挛，癫疾上气，少腹积坚，时时唾血，咽喉中干。相疾之法，视色听声，观病之所在，候脉要诀岂不微乎？脉浮如数，无热者，风也。若浮如数，而有热者，气也，脉洪大者，又两乳房动，脉复数，加有寒热，此伤寒病也。若羸长病，如脉浮溢寸口，复有微热，此痓气病也，如复咳又多热，乍剧乍瘥，难治也。又疗无剧者，易差；不咳者，易治也。

扁鹊华佗察声色要诀第四

病人五脏已夺。神明不守，声嘶者，死。

病人循衣缝，谵言者，不可治。

病人阴阳俱绝，掣衣撮空，妄言者，死。

病人妄语错乱及不能语者，不治；热病者，可治。

病人阴阳俱绝，失音不能言者，三日半死。

病人两目[1]有黄色起者，其病方愈。

病人面黄目青者，不死；青如草滋，死。

病人面黄目赤者，不死；赤如衃血，死。

病人面黄目白者，不死；白如枯骨，死。

病人面黄目黑者，不死；黑如炲，死。

病人面目俱等者，不死。

病人面黑目青者，不死。

病人面青目白者，死。

病人面黑目白者，不死。

病人面赤目青者，六日死。

病人面黄目青者，九日必死，是谓乱经。饮酒当风邪入胃经，胆气妄泄，目则为青。虽有天救，不可复生。

病人面赤目白者，十日死。忧恚思虑，心气内索，面色反好，急求棺椁。

病人面白目黑者，死。此谓荣华已去，血脉空索。

病人面黑目白者，八日死。肾气内伤，病因留积。

---

[1]目：此后人卫本及人卫校注本均有"眦"，可参。

病人面青目黄者，五日死。

病人著床，心痛短气，脾竭内伤，百日复愈。能起傍徨，因坐于地，其亡倚床，能治此者，可谓神良。

病人面无精光，若土色，不受饮食者，四日死。

病人目无精光及牙齿黑色者，不治。

病人耳目鼻口有黑色起，入于口者，必死。

病人耳目及颧颊赤者，死在五日中。

病人黑色出于额，上发际，下直鼻脊两颧上者，亦死在五日中。

病人黑气出天中，下至年上、颧上者，死。（《千金翼》云天中当鼻直上至发际，年上在鼻上两目间）

病人及健人黑色若白色起，入目及鼻口，死在三日中。

病人及健人面忽如马肝色，望之如青，近之如黑者，死。

病人面黑，目直视，恶风者，死。

病人面黑，唇青者，死。

病人面青，唇黑者，死。

病人面黑，两胁下满，不能自转反者，死。

病人目直视，肩息者，一日死。

病人头目久痛，卒视无所见者，死。

病人阴结阳绝，目精脱，恍惚者，死。

病人阴阳绝竭，目眶陷者，死。

病人目系倾者，七日死。

病人口如鱼口，不能复闭，而气出多不反者，死。

病人口张者，三日死。

病人唇青，人中反，三日死。

病人唇反，人中满者，死。

病人唇口忽干者，不治。

病人爪甲青者，死。

病人爪甲白者，不治。

病人手足爪甲下肉黑者，八日死。

病人荣卫竭绝，面浮肿者，死。

病人卒肿，其面苍黑者，死。

病人手掌肿，无文者，死。

病人脐肿，皮出者，死。

病人阴囊茎俱肿者，死。

病人脉绝，口张足肿者，五日死。

病人唇肿齿焦者，死。

病人阴阳俱竭，其齿如熟小豆，其脉驶者，死。（《千金方》驶作躁）

病人齿忽变黑者，十三日死。

病人舌卷卵缩者，必死。

病人汗出不流，舌卷黑者，死。

病人发直者，十五日死。

病人发如干麻，善怒者，死。

病人发与眉冲起者，死。

病人足跗肿，呕吐头重者，死。

病人足跗上肿，两膝大如斗者，十日死。

病人卧，遗屎不觉者，死。

病人尸臭者，不可治。

肝病皮白，肺之日庚辛死。

心病目黑，肾之日壬癸死。

脾病唇青，肝之日甲乙死。

肺病颊赤目肿，心之日丙丁死。

肾病面肿唇黄，脾之日戊己死。

青欲如苍璧之泽，不欲如蓝。赤欲如帛[1]裹朱，不欲如赭。白欲如鹅羽，不欲如盐。黑欲如重漆，不欲如炭。黄欲如罗裹雄黄，不欲如黄土。

目色，赤者病在心，白在肺，黑在肾，黄在脾，青在肝。黄色不可名者，病胸中。

诊目病，见赤脉从上下者，太阳病也；从下上者，阳明病也；从外入内者，少阳病也。

诊寒热瘰疬，目中有赤脉，从上下至瞳子，见一脉，一岁死；见一脉半，一岁半死；见二脉，二岁死；见二脉半，二岁半死；见三脉，三岁死。

诊龋齿痛，按其阳明之脉，来有过者独热，在右右热，在左左热，在上上热，在下下热。

诊血者脉，多赤多热，多青多痛，多黑为久痹，多赤、多黑、多青皆见者，寒热身痛。面色微黄，齿垢黄，爪甲上黄，黄疸也。安卧，少黄赤，脉小而涩者，不嗜食。

扁鹊诊诸反逆死脉要诀第五

扁鹊曰：夫相死脉之气，如群鸟之聚，一马之驭系，水交驰之状，如悬石之落。出筋之上，藏筋之下，坚关之里，不在荣卫，伺候交射，不可知也。

脉病人不病，脉来如屋漏、雀啄者，死（屋漏者，其来既绝而止，时时复起，而不相连属也。雀啄者，脉来甚数而疾，绝止

---

[1]帛：原作"绵"，据人卫本改。

复顿来也）。又经言：得病七八日，脉如屋漏、雀啄者，死（脉弹人手如黍米也）

脉来如弹石，去如解索者，死。（弹石者，辟辟急也。解索者，动数而随散乱，无复次绪也）

脉困，病人脉如虾之游，如鱼之翔者，死。（虾游者，苒苒而起，寻复退没，不知所在，久乃复起，起辄迟而没去速者是也。鱼翔者，似鱼不行，而但掉尾动，头身摇而久住者是也）

脉如悬薄卷索者，死。脉如转豆者，死。脉如偃刀者，死。脉涌涌不去者，死。脉忽去忽来，暂止复来者，死。脉中侈者，死。脉分绝者，死。（上下分散也）

脉有表无里者，死。经名曰结，云即死。何谓结？脉在指下如麻子动摇，属肾，名曰结，去死近也。

脉五来一止，不复增减者，死。经名曰代。何谓代？脉五来一止也。脉七来是人一息，半时不复增减，亦名曰代，正死不疑。

经曰：病或有死，或有不治自愈，或有连年月而不已。其死生存亡，可切脉而知之耶？然：可具知也。设病者若闭目不欲见人者，脉当得肝脉，弦急而长，反得肺脉浮短而涩者，死也。病若开目而渴，心下牢者，脉当得紧实而数，反得沉滑而微者，死。病若吐血，复鼽衄者，脉当得沉细，而反浮大牢者，死。病若谵言妄语，身当有热，脉当洪大，而反手足四逆，脉反沉细微者，死。病若大腹而泄，脉当微细而涩，反得紧大而滑者，死。此之谓也。

经言：形脉与病相反者，死。奈何？然：病若头痛目痛，脉反短涩者，死。病若腹痛，脉反浮大而长者，死。

病若腹满而喘，脉反滑利而沉者，死。

病若四肢厥逆，脉反浮大而短者，死。

病若耳聋，脉反浮大而涩者，死（《千金翼》云：脉大者生，沉迟细者难治）

病若目䀮䀮，脉反大而缓者，死。

左有病而右痛，右有病而左痛，下有病而上痛，上有病而下痛，此为逆，逆者死，不可治。

脉来沉之绝濡，浮之不止，推手者，半月死。（一作半日）

脉来微细而绝者，人病当死。

人病脉不病者，生；脉病人不病者，死。

人病尸厥，呼之不应，脉绝者，死。脉当大反小者，死。

肥人脉细小，如丝欲绝者，死。

羸人得躁脉者，死。

人身涩而脉来往滑者，死。

人身滑而脉来往涩者，死。

人身小而脉来往大者，死。

人身短而脉来往长者，死。

人身长而脉来往短者，死。

人身大而脉来往小者，死。

尺脉不应寸，时如驰，半日死。（《千金》云：尺脉上应寸口，太迟者，半日死）

肝脾俱至，则谷不化。肝多即死。

肺肝俱至，则痈疽，四肢重。肺多即死。

心肺俱至，则痹，消渴，懈怠。心多即死。

肾心俱至，则难以言，九窍不通，四肢不举。肾多即死。

脾肾俱至，则五脏败坏。脾多即死。

肝心俱至，则热甚癫疾，汗不出，妄见邪。

肝肾俱至，则疝瘕，少腹痛，妇人月使不来。

肝满、肾满、肺满皆实，则为肿。肺之雍，喘而两胠满。肝雍，两胠满，卧则惊，不得小便。肾雍，脚下至小腹满，胫有大小，髀胻大跛，易偏枯。

心脉满大，痫瘛筋挛。

肝脉小急，痫瘛筋挛。

肝脉骛暴，有所惊骇，脉不至，若喑，不治自已。

肾脉小急，肝脉小急，心脉小急，不鼓皆为瘕。

肾肝并沉，为石水；并浮，为风水；并虚，为死；并小弦，欲惊。

肾脉大急沉，肝脉大急沉，皆为疝。

心脉搏滑急为心疝，肺脉沉搏为肺疝。

脾脉外鼓，沉为肠澼，久自已。

肝脉小缓为肠澼，易治。

肾脉小搏脉沉，为肠澼下血，血[1]温身热者死。心肝澼，亦下血。二脏同病者可治，其脉小沉涩者为肠澼，其身热者死，热见七日死。

胃脉沉鼓涩，胃外鼓大，心脉小肾急，背膈偏枯，男子发左，女子发右，不瘖舌转，可治，三十日起。其顺者瘖，三岁起。年不满二十者，三岁死。

脉至而搏，血衄身有热者死。脉来如悬钩，浮，为热。

脉至如喘，名曰气厥。气厥者，不知与人言。（《素问》《甲乙》作暴厥）

脉至如数，使人暴惊，三四日自已。

---

[1]血：原脱，据人卫本补。

脉至浮合，浮合如数，一息十至、十至以上，是为经气予不足也，微见，九十日死。

脉至如火新然，是心精之予夺也，草干而死。

脉至如散叶，是肝气予虚也，木叶落而死。（木叶落作枣华）

脉至如省客，省客者，脉塞而鼓，是肾气予不足也，悬去枣华而死。

脉至如泥丸，是胃精予不足也，榆荚落而死。（《素问》荚作叶）

脉至如横格，是胆气予不足也，禾熟而死。

脉至如弦缕，是胞精予不足也，病善言，下霜而死；不言，可治。

脉至如交漆，交漆者，左右旁至也，微见四十日死。（《甲乙》作交棘）。

脉至如涌泉，浮鼓肌中，是太阳气予不足也，少气，味韭英而死。

脉至如委土（《素问》作颓土）之状，按之不得，是肌气予不足也，五色先见黑，白垒（一作蔂）发死。

脉至如悬雍，悬雍者，浮揣切之益大，是十二俞之予不足也，水凝而死。

脉至如偃刀，偃刀者，浮之小急也，按之坚大急，五脏菀热，寒热独并于肾也，如此其人不得坐，立春而死。

脉至如丸滑不直手，不直手者，按之不可得也，是大肠气予不足也，枣叶生而死。

脉至如春者，令人善恐，不欲坐卧，行立常听，是小肠气予不足也，季秋而死。

　　问曰：常以春二月中，脉一病人，其脉反沉。师记言：到秋当死。其病反愈，到七月复病，因往脉之，其脉续沉。复记言：至冬死。问曰：二月中得沉脉，何以故处之至秋死也？师曰：二月之时，其脉自当濡弱而弦，得沉脉，到秋自沉，脉见浮即死，故知到秋当死也。七月之时，脉复得沉，何以处之至冬当死？师曰：沉脉属肾，真脏脉也，非时妄见。经言：王、相、囚、死。冬脉本王脉，不再见，故知至冬当死也。然后至冬复病，王以冬至日死，故知为谛。华佗仿此。

卷六

肝足厥阴经病证第一

肝气虚，则恐；实，则怒。肝气虚，则梦见园苑生草，得其时，则梦伏树下不敢起。肝气盛，则梦怒。厥气客于肝，则梦山林树木。

病在肝，平旦慧，下晡甚，夜半静。

病先发于肝者，头目眩，胁痛支满；一日之脾，闭塞不通，身痛体重；二日之胃，而腹胀；三日之肾，少腹腰脊痛，胫酸；十日不已，死。冬日入，夏早食。

肝脉搏坚而长，色不青，当病坠堕，若搏，因血在胁下，令人喘逆。若软而散。其色泽者，当病溢饮。溢饮者，渴暴多饮，而溢（一作易）入肌皮肠胃之外也。肝脉沉之而急，浮之亦然，苦胁下痛，有气支满，引少腹而痛，时小便难，苦目眩头痛，腰背痛，足为逆寒，时癃。女人月信不来，时无时有，得之少时有所坠堕。

青脉之至也，长而左右弹，诊曰有积气在心下，支胠，名曰肝痹。得之寒湿，与疝同法，腰痛，足清，头痛。

肝中风者，头目瞤，两胁痛，行常伛，令人嗜甘如阻妇状。

肝中寒者，其人洗洗恶寒，翕翕发热，面翕然赤，漐漐有汗，胸中烦热。肝中寒者，其人两臂不举，舌本（又作大）燥，善太息，胸中痛，不得转侧，时时盗汗，咳，食已吐其汁。

肝主胸中，喘，怒骂，其脉沉，胸中必窒，欲令人推按之，有热，鼻窒。

凡有所坠堕，恶血留内，若有所大怒，气上而不能下，积于左胁下，则伤肝。肝伤者，其人脱肉，又卧，口欲得张，时时手足青，目瞑，瞳人痛，此为肝脏伤所致也。

肝胀者，胁下满而痛引少腹。肝水者，其人腹大，不能自转侧，而胁下腹中痛，时时津液微生，小便续通。

肺乘肝，即为痈肿；心乘肝，必吐利。

肝著者，其病人常欲蹈其胸上，先未苦时，但欲饮热。

肝之积，名曰肥气，在左胁下，如覆杯，有头足，如龟鳖状。久久不愈，发咳逆，痎疟，连岁月不已。以季夏戊己日得之，何也？肺病传肝，肝当传脾，脾适以季夏王，王者不受邪，肝复欲还肺，肺不肯受，因留结为积，故知肥气以季夏得之。

肝病，其色青，手足拘急，胁下苦满，或时眩冒，共脉弦长，此为可治。宜服防风竹沥汤、秦艽散。春当刺大敦，夏刺行间，冬刺曲泉，皆补之；季夏刺太冲，秋刺中郄，皆泻之。又当灸期门百壮，背第九椎五十壮。

肝病者，必两胁下痛引少腹，令人善怒。虚则目䀮䀮无所见，耳无所闻，善恐，如人将捕之。若欲治之，当取其经。

足厥阴与少阳气逆，则头目痛，耳聋不聪，颊肿，取血者。

邪在肝，则两胁中痛，寒中。恶血在内䯒，行善瘛，节时肿。取之行间以引胁下，补三里以温胃中，取血脉以散恶血，取耳间青脉以去其瘛。

足厥阴之脉，起于大指蘩毛之际，上循足跗上廉，去内踝一寸，上踝八寸，交出太阴之后，上腘内廉，循股阴，入阴毛中，环阴器，抵少腹，侠胃，属肝，络胆，上贯膈，布胁肋，循喉咙之后，上入颃颡，连目系，上出额，与督脉会于巅。其支者，从目系下颊里，环唇内。其支者，复从肝别贯膈，上注肺中。是动则病腰痛，不可以俯仰，丈夫㿗疝，妇人少腹肿，甚则嗌干，面尘脱色。是主肝所生病者，胸满，呕逆，洞泄，狐疝，遗溺，闭癃。盛者，则寸口大一倍于人迎；虚者，则寸口反小于人迎。

足厥阴之别，名曰蠡沟，去内踝上五寸，别走少阳。其别者，循经上睾，结于茎。其病气逆，则睾肿卒疝。实则挺长，热虚则暴痒。取之所别。

肝病，胸满胁胀，善恚怒，叫呼，身体有热，而复恶寒，四肢不举，面目白，身体滑。其脉当弦长而急，今反短涩，其色当青，而反白者，此是金之克木，为大逆，十死不治。

胆足少阳经病证第二

胆病者，善太息，口苦，呕宿汁，心澹澹恐，如人将捕之，嗌中介介然，数唾，候在足少阳之本末，亦见其脉之陷下者，灸之；其寒热，刺阳陵泉。善呕，有苦汁，长太息，心中澹澹，善悲恐，如人将捕之，邪在胆，逆在胃，胆溢则口苦，胃气逆则呕苦汁，故曰呕胆。刺三里，以下胃气逆；刺足少阳血络，以闭胆；却调其虚实，以去其邪也。

胆胀者，胁下痛胀，口苦，太息。

厥气客于胆，则梦斗讼。

足少阳之脉，起于目兑眦，上抵头角，下耳后，循颈，行手少阳之脉前，至肩上，却交手少阳之后，入缺盆。其支者，从耳后入耳中，出走耳前，至目[1]兑眦后。其支者，别目兑眦，下大迎，合手少阳于颇（一本云：别兑眦，上迎手少阳于巅），下加颊车，下颈，合缺盆，以下胸中，贯膈，络肝，属胆，循胁里，出气街，绕毛际，横入髀厌中。其直者，从缺盆下腋，循胸中，

---

[1]目：原本及人卫本均脱，据人卫校注本补。下文"别目兑眦"之"目"与此同。

过季胁，下合髀厌中，以下循髀阳，出膝外廉，下外辅骨之前，直下抵绝骨之端，下出外踝之前，循足跗上，出小指次指之端。其支者，跗上入大指之间，循大指歧内，出其端，还贯入爪甲，出三毛。是动则病口苦，善太息，心胁痛，不能反侧，甚则面微尘，体无膏泽，足外反热，是为阳厥。是主骨所生病者，头痛角，额痛，目兑眦痛，缺盆中肿痛，腋下肿痛，马刀侠瘿，汗出，振寒，疟，胸中、胁肋、髀、膝外至胻、绝骨、外踝前，及诸节皆痛，小指次指不用。盛者，则人迎大一倍于寸口；虚者，则人迎反小于寸口也。

心手少阴经病证第三

心气虚，则悲不已；实，则笑不休。心气虚，则梦救火，伤物，得其时则梦燔灼。心气盛，则梦喜笑及恐畏。厥气客于心，则梦兵烟火。

病在心，日中慧，夜半甚，平旦静。

病先发于心者，心痛；一日之肺，喘咳；三日之肝，胁痛支满；五日之脾，闭塞不通，身痛体重；三日不已，死，冬夜半，夏日中。

心脉搏坚而长，当病舌卷不能言。其软而散者。当病消渴，自已。心脉沉之小而紧，浮之不喘，苦心下聚气而痛，食不下，喜咽唾，时手足热，烦满，时忘，不乐，喜太息，得之忧思。

赤，脉之至也，喘而坚。诊曰有积气在中，时害于食，名曰心痹。得之外疾，思虑而心虚，故邪从之。

心脉急，名曰心疝，少腹当有形。其以心为牡脏，小肠为之使，故少腹当有形。

邪哭使魂魄不安者，血气少也。血气少者，属于心。心气虚者，其人即畏（一作衰），合目欲眠，梦远行而精神离散，魂魄妄行。阴气衰者即为癫。阳气衰者即为狂。五脏者，魂魄之宅舍，精神之所依托也。魂魄飞扬者，其五脏空虚也，即邪神居之，神灵所使，鬼而下之，脉短而微，其脏不足，则魂魄不安。魂属于肝，魄属于肺。肺主津液，即为涕泣。肺气衰者，即为泣出。肝气衰者，魂不安。肝主善怒，其声呼。

心中风者，翕翕发热，不能起，心中饥而欲食，食则呕。

心中寒者，其人病心如啖蒜状。剧者，心痛彻背，背痛彻心，如虫注。其脉浮者，自吐乃愈。

愁忧思虑则伤心，心伤则苦惊，喜忘，善怒。心伤者，其人劳倦即头面赤而下重，心中痛彻背，自发烦热，当脐跳手，其脉弦，此为心脏伤所致也。

心胀者，烦心，短气，卧不安。

心水者，其人身体重（一作肿），而少气，不得卧，烦而躁，其阴大肿。

肾乘心，必癃。

真心痛，手足清至节，心痛甚，旦发夕死，夕发旦死。

心腹痛，懊憹，发作肿聚，往来上下行，痛有休作，心腹中热，苦渴，涎出，是蛔咬也。以手聚而坚，持之毋令得移，以大针刺之，久持之，虫不动，乃出针。肠中有虫蛔咬，皆不可取以小针。

心之积，名曰伏梁，起于脐上，上至心，大如臂。久久不愈，病烦心，心痛。以秋庚辛日得之，何也？肾病传心，心当传肺，肺适以秋王，王者不受邪，心复欲还肾，肾不肯受，因留结为积，故知伏梁以秋得之。

心病，其色赤，心痛，短气手掌烦热，或啼笑骂詈，悲思愁虑，面赤身热，其脉实大而数，此为可治。春当刺中冲，夏刺劳宫，季夏刺太陵，皆补之；秋刺间使，冬刺曲泽，皆泻之（此是手厥阴心包络也经）。又当灸巨阙五十壮，背第五椎百壮。

心病者，胸内痛，胁支满，两胁下痛，膺背肩甲间痛，两臂内痛。虚则胸腹大，胁下与腰背相引而痛。取其经，手少阴、太阳，舌下血者，其变病，刺郄中血者。

邪在心，则病心痛，善悲，时眩仆，视有余不足而调其输。

黄帝曰：手少阴之脉独无输，何也？岐伯曰：少阴者，心脉也，心者，五脏六腑之大主也。心为帝王，精神之所舍，其脏坚固，邪不能客。客之则伤心，心伤则神去，神去则身死矣。故诸邪在于心者，皆在心之包络也，包络者，心主之脉也，故少阴无输焉。少阴无输，心不病乎？对曰：其外经腑病，脏不病，故独取其经于掌后兑骨之端也。

手心主之脉，起于胸中，出属心包，下膈，历络三焦，其支者，循胸，出胁，下腋三寸，上抵腋，下循臑内，行太阴少阴之间，入肘中，下臂，行两筋之间，入掌中，循中指出其端。其支者，别掌中，循小指次指出其端。是动则病手心热，肘臂挛急，腋肿，甚则胸胁支满，心中澹澹大动，面赤目黄，善笑不休。是主脉所生病者，烦心，心痛，掌中热。盛者，则寸口大一倍于人迎；虚者则寸口反小于人迎也。

手心主之别，名曰内关，去腕二寸，出于两筋间，循经以上，系于心包，络心系。气实则心痛，虚则为烦心，取之两筋间。

心病，烦闷，少气，大热，热上荡心，呕吐，咳逆，狂语，汗出如珠，身体厥冷，其脉当浮，今反沉濡而滑；其色当赤，而反黑者，此是水之克火，为大逆，十死不治。

小肠手太阳经病证第四

小肠病者，少腹痛，腰脊控睾而痛，时窘乏，复耳前热。若寒甚，独肩上热，及手小指次指之间热。若脉陷者，此其候也。

少腹控睾，引腰脊，上冲心，邪在小肠者，连睾系，属于脊，贯肝肺，络心系。气盛则厥逆，上冲肠胃，动肝肺，散于肓，结于厌（一作齐）。故取之肓原以散之，刺太阴以与之，取厥阴以下之，取巨虚下廉以去之，按其所过之经以调之。

小肠有寒，其人下重，便脓血，有热，必痔。

小肠有宿食，常暮发热，明日复止。

小肠胀者，少腹䐜胀，引腹而痛。

厥气客于小肠，则梦聚邑街衢。

手太阳之脉，起之于小指之端，循手外侧，上腕，出踝中，直上，循臂骨下廉，出肘内侧两骨之间，上循臑外后廉，出肩解，绕肩甲，交肩上，入缺盆，向腋，络心，循咽，下膈，抵胃，属小肠。其支者，从缺盆循颈上颊，至目兑眦，却入耳中。其支者，别颊，上䪼，抵鼻，至目内眦，斜络于颧。是动则病嗌痛，颔肿，不可以顾，肩似拔，臑似折。是主液所生病者，耳聋，目黄，颊颔肿，颈、肩、臑、肘、臂外后廉痛。盛者，则人迎大再倍于寸口；虚者，则人迎反小于寸口也。

脾足太阴经病证第五

脾气虚，则四肢不用，五脏不安；实，则腹胀，泾溲不利。

脾气虚，则梦饮食不足，得其时，则梦筑垣盖屋。脾气盛，则梦歌乐，体重，手足不举。

厥气客于脾，则梦丘陵大泽，坏屋风雨。

病在脾，日昳慧，平旦甚，日中持，下晡静。

病先发于脾，闭塞不通，身痛体重；一日之胃，而腹胀；二日之肾，少腹腰脊痛，胫痠；三日之膀胱，背䏣筋痛，小便闭；十日不已，死。冬人定，夏晏食。

脾脉搏坚而长，其色黄，当病少气。其软而散，色不泽者，当病足骭肿，若水状。

脾脉沉之而濡，浮之而虚，苦腹胀，烦满，胃中有热，不嗜食，食而不化，大便难，四肢苦痹。时不仁，得之房内。月使不来，来而频并。

黄脉之至也，大而虚，有积气在腹中，有厥气，名曰厥疝，女子同法。得之疾使四肢，汗出当风。

寸口脉弦而滑，弦则为痛，滑则为实。痛即为急，实即为踊，痛踊相搏，即胸胁抢急。

趺阳脉浮而涩，浮即胃气微，涩即脾气衰，微衰相搏，即呼吸不得，此为脾家失度。

寸口脉双紧，即为入，其气不出，无表有里，心下痞坚。

趺阳脉微而涩，微即无胃气，涩即伤脾。寒在于膈，而反下之，寒积不消，胃微脾伤，谷气不行，食已自噫。寒在胸膈，上虚下实，谷气不通，为秘塞之病。

寸口脉缓而迟，缓则为阳，卫气长；迟则为阴，荣气促。荣卫俱和，刚柔相得，三焦相承，其气必强。

趺阳脉滑而紧，滑即胃气实，紧即脾气伤。得食而不消者，此脾不治也，能食而腹不满，此为胃气有余。腹满而不能食，心下如饥，此为胃气不行，心气虚也。得食而满者，此为脾家不治。

脾中风者，翕翕发热，形如醉人，腹中烦重，皮肉𥆨𥆨而短气也。

凡有所击仆，若醉饱入房，汗出当风，则伤脾。脾伤则中气，阴阳离别，阳不从阴，故以三分候死生。

脾气弱，病利，下白，肠垢，大便坚，不能更衣，汗出不止，名曰脾气弱。或五液注下，青、黄、赤、白、黑。病人鼻下平者，胃病也；微赤者，病发痈；微黑者，有热；青者，有寒；白者，不治。唇黑者，胃先病；微燥而渴者，可治；不渴者，不可治。脐反出者，此为脾先落。（一云先终）

脾胀者，善哕，四肢急，体重不能衣。（一作枚）

脾水者，其人腹大，四肢苦重，津液不生，但苦少气，小便难。

趺阳脉浮而涩，浮则胃气强，涩则小便数，浮涩相搏，大便则坚，其脾为约。脾约者，其人大便坚，小便利而反不渴。

凡人病脉已解，而反暮微烦者，人见病者差安，而强与谷，脾胃气尚弱，不能消谷，故令微烦。损谷则愈。脾之积，名曰痞气，在胃脘，覆大如盘。久久不愈，病四肢不收，黄瘅，食饮不为肌肤。以冬壬癸日得之，何也？肝病传脾，脾当传肾，肾适以冬王，王者不受邪，脾复欲还肝。肝不肯受，因留结为积，故知痞气以冬得之。脾病，其色黄，饮食不消，腹苦胀满，体重节痛，大便不利，其脉微缓而长，此为可治。宜服平胃丸、泻脾丸、茱萸丸、附子汤。春当刺隐白，冬刺阴陵泉，皆泻之；夏刺大都，季夏刺公孙，秋刺商丘，皆补之。又当灸章门五十壮，背第十一椎百壮。脾病者，必身重，苦饥，足痿不收（《素问》作善肌，肉痿，足不收）。胻善瘛，脚下痛；虚则腹胀，肠鸣，溏泄，食不化。取其经，足太阴、阳明、少阴血者。

邪在脾则[1]，肌肉痛。阳气有余，阴气不足，则热中，善

---

[1]则：人卫本作"胃"。

饥；阳气不足，阴气有余，则寒中，肠鸣腹痛；阴阳俱有余，若俱不足，则有寒有热。皆调其三里。

足太阴之脉，起于大指之端，循指内侧白肉际，过核骨后，上内踝前廉，上腨内，循胻骨后，交出厥阴之前，上循膝股内前廉，入腹，属脾，络胃，上膈，挟咽，连舌本，散舌下。其支者，复从胃别上膈，注心中。是动则病舌本强，食则呕（一作吐），胃管痛，腹胀，善噫，得后与气，则快然而衰，身体皆重。是主脾所生病者，舌本痛，体不能动摇，食不下，烦心，心下急痛，寒疟，溏，瘕，泄，水闭，黄胆，好卧，不能食肉，唇青，强立，股膝内痛厥，足大指不用。盛者，则寸口大三倍于人迎；虚者，则寸口反小于人迎。足太阴之别，名曰公孙，去本节后一寸，别走阳明。其别者，入络肠胃。厥气上逆，则霍乱。实则腹中切痛，虚则鼓胀。取之所别。

脾病，其色黄，体青，失溲，直视，唇反张，爪甲青，饮食吐逆，体重节痛，四肢不举。其脉当浮大而缓，今反弦急，其色当黄，今反青，此是木之克土，为大逆，十死不治。

胃足阳明经病证第六

胃病者，腹胀，胃脘当心而痛，上支两胁，膈咽不通，饮食不下，取三里。

饮食不下，隔塞不通，邪在胃脘。在上脘，则抑而刺之；在下脘，则散而去。

胃脉搏坚而长，其色赤，当病折髀。其软而散者，当病食痹，髀痛。胃中有癖，食冷物者，痛，不能食；食热即能食。胃胀者，腹满，胃脘痛，鼻闻焦臭，妨于食，大便难。

诊得胃脉，病形何如？曰：胃实则胀，虚则泄。

病先发于胃，胀满；五日之肾，少腹腰脊痛，胫痠；三日之膀胱，背胴筋痛，小便闭；五日上之脾，闭塞不通，身痛体重（《灵枢》云：上之心）。六日不已，死，冬夜半后，夏日昳。（六日一作三日）

脉浮而芤，浮则为阳，芤则为阴，浮芤相搏，胃气生热，其阳则绝。

跌阳脉浮者，胃气虚也。跌阳脉浮大者，此胃家微，虚烦，圊必日再行。芤而有胃气者，脉浮之大而软，微按之芤，故知芤而有胃气也。跌阳脉数者，胃中有热，即消谷引食。跌阳脉涩者，胃中有寒，水谷不化。跌阳脉粗粗而浮者，其病难治。跌阳脉浮迟者，故久病。跌阳脉虚则遗溺，实则失气。

动作头痛重，热气朝者，属胃。

厥气客于胃，则梦饮食。

足阳明之脉，起于鼻交頞中，旁约太阳之脉，下循鼻外，入上齿中，还出侠口，环唇，下交承浆。却循颐后下廉出大迎，循颊车，上耳前，过客主人，循发际，至额颅。其支者，从大迎前下人迎，循喉咙，入缺盆，下膈，属胃，络脾。其直者，从缺盆下乳内廉，下侠脐，入气街中。其支者，起胃下口，循腹里，下至气街中而合，以下髀关，抵伏菟，下入膝膑中，下循胻外廉，下足跗，入中指内间。其支者，下膝三寸而别，以下入中指外间。其支者，别跗上，入大指间，出其端。是动则病悽悽然振寒，善伸，数欠，颜黑。病至恶人与火，闻木音则惕然而惊，心动，欲独闭户牖而处，甚则欲上高而歌，弃衣而走，贲响腹胀，是为骭（一作骬）厥。是主血（血一作胃）所生病者，狂，疟（一作瘈），温，淫汗出，鼽衄，口喎，唇紧，颈肿，喉痹，大腹水肿，膝膑痛，循膺、乳、街、股、伏菟、骭外廉、足跗上皆痛，中指不用。气盛，则身以前皆热，其有余于胃，则消谷善饥，溺色黄；气不足，则身以前皆寒栗，胃中寒则胀满。盛者，则人迎大三倍于寸口；虚者，则人迎反小于寸口也。

肺手太阴经病证第七

肺气虚，则鼻息利，少气；实，则喘喝，胸凭仰息。肺气虚，则梦见白物，见人斩血藉藉，得其时，则梦见兵战；肺气盛，则梦恐惧，哭泣。厥气客于肺，则梦飞扬，见金铁之器奇物。

病在肺，下晡慧，日中甚，夜半静。

病先发于肺，喘咳；三日之肝，胁痛支满；一日之脾，闭塞不通，身痛体重；五日之胃，腹胀；十日不已，死。冬日入，夏日出。

肺脉搏坚而长，当病唾血；其濡而散者，当病漏汗（漏，一作灌）。至今不复散发。

肺脉沉之而数，浮之而喘，苦洗洗寒热，腹满，肠中热，小便赤，肩背痛，从腰已上汗出。得之房内，汗出当风。

白脉之至也，喘而浮大，上虚下实，惊，有积气在胸中，喘而虚，名曰肺痹。寒热，得之因醉而使内也。

肺中风者，口燥而喘，身运而重，冒而肿胀。

肺中寒者，其人吐浊涕。

形寒寒饮则伤肺，以其两寒相感，中外皆伤，故气逆而上行。肺伤者，其人劳倦则咳唾血。其脉细紧浮数，皆吐血，此为躁扰嗔怒得之，肺伤气拥所致。

肺胀者，虚而满，喘咳逆倚息，目如脱状，其脉浮。肺水者，其人身体重，而小便难，时时大便鸭溏。

肝乘肺，必作虚满。

脉软而弱，弱反在关，软反在颠。浮反在上，弱反在下。浮则为阳，弱则血不足，必弱为虚。浮弱自别，浮则自出，弱则为入。浮则为出不入，此为有表无里；弱则为入不出，此为无表有里。阳出极汗，齐腰而还，此为无表有里，故名曰厥阳。在当汗出不汗出。

跌阳脉浮缓，少阳微紧，微为血虚，紧为微寒，此为鼠乳。其病属肺。

肺之积，名曰息贲，在右胁下，覆大如杯。久久不愈，病洒洒寒热，气逆喘咳，发肺痈，以春甲乙日得之，何也？心病传肺，肺当传肝，肝适以春王，王者不受邪，肺复欲还心，心不肯受，因留结为积，故知息贲以春得之。

肺病，其色白，身体但寒无热，时时咳，其脉微迟，为可治。宜服五味子大补汤、泻肺散。春当刺少商，夏刺鱼际，皆泻之；季夏刺太洲，秋刺经渠，冬刺尺泽，皆补之。又当灸膻中百壮，背第三椎二十五壮。

肺病者，必喘咳，逆气，肩息，背痛，汗出，尻、阴、股、膝挛，髀、腨、胻、足皆痛。虚则少气，不能报息，耳聋，嗌干。取其经手太阴，足太阳之外、厥阴内少阴血者。

邪在肺，则皮肤痛，发寒热，上气，气喘，汗出，咳动肩背。取之膺中、外俞，背第三椎之傍，以手痛按之快然，乃刺之，取之缺盆中以越之。

手太阴之脉，起于中焦，下络大肠，还循胃口，上膈，属肺，从肺系横出腋下，下循臑内，行少阴、心主之前，下循臂内上骨下廉，入寸口，上鱼，循鱼际，出大指之端。其支者，从腕后直出[1]次指内廉，出其端。是动则病肺胀满，膨膨而喘咳，缺盆中痛，甚则交两手两瞀，是为臂厥。是主肺所生病者，咳，上气、喘喝，烦心，胸满，臑臂内前廉痛，掌中热。气盛有余，则肩背痛，风，汗出，小便数而欠；气虚，则肩背痛，寒，少气不足以息，溺色变，卒遗失无度。盛者，则寸口大三倍于人迎；虚者，则寸口反小于人迎也。

手太阴之别，名曰列缺。起于腕下分间，别走阳明。其别者，并太阴之经，直入掌中，散入于鱼际。其实则手锐掌热[2]，虚则欠㰦，小便遗数。取之去腕一寸半。

肺病，身当有热，咳嗽，短气，唾出脓血。其脉当短涩，今反浮大，其色当白，而反赤者，此是火之克金，为大逆，十死不治。

大肠手阳明经病证第八

大肠病者，肠中切痛而鸣濯濯，冬日重感于寒则泄，当脐而痛，不能久立。与胃同候。取巨虚上廉。

肠中雷鸣，气上冲胸，喘，不能久立，邪在大肠。刺肓之原、巨虚上廉、三里。

大肠有寒，鹜溏；有热，便肠垢。

大肠有宿食，寒栗发热，有时如疟状。

大肠胀者，肠鸣而痛，寒则泄，食不化。

厥气客于大肠，则梦田野。

手阳明之脉，起于大指次指之端外侧，循指上廉，出合谷两

---

[1]出：原本及人卫本均脱，据人卫校注本补。
[2]热：原本及人卫本均作"起"，据文义及人卫校注本改。

骨之间，上入两筋之中，循臂上廉，上入肘外廉，循臑外前廉，上肩，出髃骨之前廉，上出柱骨之会上，下入缺盆，络肺，下膈，属大肠。其支者，从缺盆直入，上颈，贯颊，入下齿缝中，还出侠口，交人中，左之右，右之左，上侠鼻孔。是动则病齿痛，颈肿。是主津所生病者，目黄，口干，鼽衄，喉痹，肩前臑痛，大指次指痛不用。气盛有余，则当脉所过者热肿；虚，则寒栗不复。盛者，则人迎大三倍于寸口；虚者，则人迎反小于寸口也。

肾足少阴经病证第九

肾气虚，则厥逆；实，则胀满，四肢正黑。肾气虚，则梦见舟船溺人，得其时，梦伏水中，若有畏怖；肾气盛，则梦腰脊两解不相属。厥气客于肾，则梦临渊，没居水中。

病在肾，夜半慧，日乘四季其，下晡静。

病先发于肾，少腹腰脊痛，胻酸。三日之膀胱，背胳筋痛，小便闭。二日上之心，心痛。三日之小肠，胀；四日不已，死。冬大食，夏晏晡。

肾脉搏坚而长，其色黄而赤，当病折腰。其软而散者，当病少血。

肾脉沉之大而坚，浮之大而紧，苦手足骨肿厥而阴不兴，腰脊痛，少腹肿。心下有水气，时胀闭，时泄。得之浴水中，身未干而合房内，及劳倦发之。

黑脉之至也，上坚而大，有积气在少腹与阴，名曰肾痹。得之沐浴清水而卧。

凡有所用力举重，若入房过度，汗出如浴水，则伤肾。

肾胀者，腹满引背央央然，腰髀痛。

肾水者，其人腹大脐肿，腰重痛，不得溺，阴下湿如牛鼻头汗，其足逆寒，大便反坚。

肾著之为病，从腰以下冷，腰重如带五千钱。

肾著之病，其人身体重，腰中冷如冰状。（一作如水洗状。一作如坐水中，形如水状）反不渴，小便自利，食饮如故，是其证也。病属下焦。从身劳汗出，衣里冷湿故，久久得之。

肾之积，名曰奔豚，发于少腹，上至心下，如豚奔走之状，上下无时。久久不愈，病喘逆，骨痿，少气，以夏丙丁日得之，何也？脾病传肾，肾当传心，心适以夏王，王者不受邪，肾复欲还脾，脾不肯受，因留结为积。故知奔豚，以夏得之。

水流夜疾，何以故？师曰：土休，故流疾而有声，人亦应之，人夜卧则脾不动摇，脉为之数疾也。

肾病，其色黑，其气虚弱，吸吸少气，两耳苦聋，腰痛，时时失精，饮食减少，膝以下清，其脉沉滑而迟，此为可治。宜服内补散、建中汤、肾气丸、地黄煎。春当刺涌泉，秋刺伏留，冬刺阴谷，皆补之；夏刺然谷，季夏刺太溪，皆泻之。又当灸京门五十壮，背第十四椎百壮。

肾病者，必腹大，胫肿痛，喘咳，身重，寝汗出，憎风。虚即胸中痛，大腹、小腹痛，清厥，意不乐。取其经，足少阴、太阳血者。

邪在肾，则骨痛阴痹。阴痹者，按之而不得，腹胀，腰痛，大便难，肩背、颈项强痛，时眩。取之涌泉、昆仑，视有血者，尽取之。

足少阴之脉，起于小指之下，斜趣足心，出然骨之下，循内踝之后，别入跟中，以上腨内，出腘中内廉，上股内后廉，贯脊，属肾，络膀胱。其直者，从肾上贯肝膈，入肺中，循喉咙，侠舌本。其支者，从肺出络心，注胸中。是动则病饥而不欲食，面黑如炭色（一作地色），咳唾则有血，喉鸣而喘，坐而欲起，目肮肮无所见，心悬若饥状，气不足则善恐，心惕惕若人将捕之，是为肾厥（一作痿）。是主肾所病者，口热，舌干，咽肿，上气，嗌干及痛，烦心，心痛，黄疸，肠澼，脊、股内后廉痛，痿厥，嗜卧，足下热而痛。灸则强食生肉，缓带被发，大杖重履而步。盛者，则寸口大再倍于人迎；虚者，则寸口反小于人迎也。

足少阴之别，名曰大钟。当踝后绕跟，别走太阳。其别者，并经上走于心包，下贯腰脊。其病，气逆则烦闷，实则闭癃，虚则腰痛，取之所别。

肾病，手足逆冷，面赤目黄，小便不禁，骨节烦疼，少腹结痛，气冲于心，其脉当沉细而滑，今反浮大，其色当黑，而反黄。此是土之克水，为大逆，十死不治。

膀胱足太阳经病证第十

膀胱病者，少腹偏肿而痛，以手按之，则欲小便而不得，肩上热。若脉陷，足小指外侧及胫踝后皆热。若脉陷者，取委中。

膀胱胀者，少腹满而气癃。

病先发于膀胱者，背胎筋痛，小便闭。五日之肾，少腹、腰脊痛，胫痠。一日之小肠胀。一日之脾，闭塞不通，身痛体重。二日不已，死。冬鸡鸣，夏下晡（一云日夕）。

厥气客于膀胱，则梦游行。

足太阳之脉，起于目内眦，上额，交巅上。其支者，从巅至耳上角。其直者，从巅入络脑，还出别下项，循肩髆[1]内，侠

---

[1]髆：原本及人卫本均作"膊"，据人卫校注本改。下一"髆"字同。

脊，抵腰中，入循脊，络肾，属膀胱。其支者，从腰中下会于后阴，下贯臀，入腘中。其支者，从髀内左右，别下贯髋[2]（一作胂），过髀枢，循髀外后廉，下合，腘中，以下贯腨内，出外踝之后，循京骨，至小指外侧。是动则病冲头痛，目似脱，项似拔，脊痛，腰似折，髀不可以曲，腘如结，腨如裂，是为踝厥。是主筋所生病者，痔，疟，狂，颠疾，头脑顶痛，目黄，泪出，鼽衄，项、背、腰、尻、腘、腨、脚皆痛，小指不用。盛者，则人迎大再倍于寸口；虚者，则人迎反小于寸口也。

三焦手少阳经病证第十一

三焦病者，腹胀气满，小腹尤坚，不得小便，窘急，溢则为水，留则为胀。候在足太阳之外大络，在太阳、少阳之间，亦见于脉。取委阳。

少腹病肿，不得小便，邪在三焦，约取太阳大络视其结脉与厥阴小络结而血肿者，上及胃脘，取三里。

三焦胀者，气满于皮肤，壳壳然而坚，不疼。

热在上焦，因咳为肺痿。热在中焦，因腹坚。热在下焦，因溺血。

手少阳之脉，起于小指次指之端，上出两指之间，循手表腕，出臂外两骨之间，上贯肘，循臑外，上肩，而交出足少阳之后，入缺盆，交膻中，散络心包，下膈，遍属三焦。其支者，从膻中上出缺盆，上项，侠耳后，直上出耳上角，以屈下额（一作颊），至䪼。其支者，从耳后，入耳中，出走耳前，过客主人前，交颊。至目兑眦。是动则病耳聋，辉辉焞焞，嗌肿，喉痹。

[1]髋：原本及人卫本均同，人卫校校注本作"胂"，可参。

是主气所生病者，汗出，目兑眦痛，颊肿，耳后、肩、臑、肘、臂外皆痛，小指次指不用。盛者，则人迎大一倍于寸口；虚者，则人迎反小于寸口也。

卷七

病不可发汗证第一

少阴病，脉细沉数，病为在里，不可发其汗。

脉浮而紧，法当身体疼痛，当以汗解。假令尺中脉迟者，不可发其汗。何以故然？此为荣气不足，血微少故也。

少阴病，脉微（一作濡而微弱）。不可发其汗，无阳故也。

脉濡而弱，弱反在关，濡反在巅。微反在上，涩反在下。微则阳气不足，涩则无血。阳气反微，中风汗出而反躁烦，涩则无血，厥而且寒，阳微发汗，躁不得眠。

动气在右，不可发汗。发汗则衄而渴，心苦烦，饮即吐水。

动气在左，不可发汗。发汗则头眩，汗不止，筋惕肉眴。

动气在上，不可发汗。发汗则气上冲，正在心端。

动气在下，不可发汗。发汗则无汗，心中大烦，骨节苦疼，目运恶寒，食即反吐，谷不得前（一云谷不消化）。

咽中闭塞，不可发汗。发汗则吐血，气微绝，手足逆冷，欲得蜷卧，不能自温。

诸脉数，动微弱，并不可发汗。发汗则大便难，腹中干（一云小便难，胞中干）胃燥而烦。

脉濡而弱，弱反在关，濡反在颠，弦反在上，微反在下。弦为阳运，微为阴寒，上实下虚，意欲得温。微弦为虚，不可发汗，发汗则寒栗，不能自还。咳者则剧，数吐涎沫，咽中必干，小便不利，心中饥烦，晬时而发，其形似疟，有寒无热，虚而寒栗。咳而发汗，蜷而苦满（满，一作心痛），腹中复坚。

厥，不可发汗，发汗则声乱，咽嘶，舌痿，谷不得前。

诸逆发汗，微者难愈，剧者言乱，睛眩者死，命将难全。

太阳病，得之八、九日，如疟状，发热而恶寒，热多寒少，其人不呕，清便续自下，一日再三发，其脉微而恶寒，此为阴阳俱虚，不可复发汗也。

太阳病，发热恶寒，热多寒少，脉微弱，则无阳也，不可复发其汗。咽干燥者，不可发汗。

亡血家，不可攻其表，汗出则寒栗而振。

衄家，不可攻其表，汗出必额陷，脉上促急而紧，直视而不能眴，不得眠。

汗家，重发其汗，必恍惚心乱，小便已阴疼，可与禹余粮丸。

淋家，不可发汗，发其汗，必便血。

疮家，虽有身疼，不可攻其表，汗出则痓（一作痉，下同）。

冬时发其汗，必吐利，口中烂，生疮。

下利清谷，不可攻其表，汗出必胀满。

咳而小便利，若失小便，不可攻其表，汗出则厥逆冷。汗出多坚，发其汗，亦坚。

伤寒一、二日至四、五日，厥者必发热，前厥者后必热，厥深者热亦深，厥微者热亦微。厥应下之，而反发其汗，必口伤烂赤。病人脉数，数为有热，当消谷引食。反吐者，医发其汗，阳微，膈气虚，脉则为数，数为客阳，不能消谷，胃中虚冷，故令吐也。

伤寒四、五日，其脉沉，烦而喘满，脉沉者，病为在里，反发其汗，津液越出，大便为难，表虚里实，久则谵语。

伤寒头痛，翕翕发热，形象中风，常微汗出。又自呕者，下之益烦心，懊恼如饥，发汗则致痓，身强难以屈伸，熏之则发黄，不得小便，久则发咳唾。

太阳病，发其汗，因致痓。

伤寒脉弦细，头痛而反发热，此属少阳，少阳不可发其汗。

太阳与少阳并病，头项强痛，或眩冒，时如结胸，心下痞坚者，不可发其汗。

少阴病，咳而下利，谵语者，此被火气劫故也。小便必难，以强责少阴汗也。

少阴病，但厥无汗，而强发之，必动其血，未知从何道出，或从口鼻，或从目出者，是为下厥上竭，为难治。

伤寒有五，皆热病之类也。其形相象，根本异源，同病异名，同脉异经。病虽俱伤于风，其人自有痼疾，则不得同法，其人素伤于风，因复伤于热，风热相薄，则发风温，四肢不收，头痛身热，常汗出不解，治在少阴、厥阴，不可发汗。汗出谵言独语，内烦，躁扰不得卧，善惊，目乱无精，治之复发其汗，如此者医杀之也。

伤寒湿温，其人常伤于湿，因而中暍，湿热相薄，则发湿温。病苦两胫逆冷，腹满又胸，头目痛苦，妄言，治在足太阴，不可发汗。汗出必不能言，耳聋，不知痛所在，身青，面色变，名曰重暍，如此者医杀之也。（上二首出《医律》）

病可发汗证第二

大法，春夏宜发汗。

凡发汗，欲令手足皆周至，漐漐一时间益佳，但不欲如水流离。若病不解，当重发汗。汗多则亡阳，阳虚不得重发汗也。

凡服汤药发汗，中病便止，不必尽剂也。

凡云可发汗而无汤者，丸散亦可用，要以汗出为解，然不如汤随证良。

太阳病，外证未解，其脉浮弱，当以汗解，宜用桂枝汤。

太阳病，脉浮而数者，可发其汗，属桂枝汤。

阳明病，脉迟，汗出多，微恶寒，表为未解，可发其汗，属桂枝汤。

夫病脉浮大，问病者，言便坚耶。设利者为虚，大逆。坚为实，汗出而解，何以故？脉浮，当以汗解。

伤寒，其脉不弦紧而弱，弱者必渴，被火必谵语。弱者发热脉浮者，解之，当汗出愈。病者烦热，汗出即解。复如疟状，日晡所发热，此属阳明。脉浮虚者，当发其汗，属桂枝汤。

病常自汗出，此为荣气和，荣气和而外不解，此卫不和也。荣行脉中，为阴，主内；卫行脉外，为阳，主外。复发其汗，卫和则愈，属桂枝汤。

病人脏无他病，时发热自汗出，而不愈，此卫气不和也。先其时发汗则愈，属桂枝汤。

脉浮而紧，浮则为风，紧则为寒，风则伤卫，寒则伤荣，荣卫俱病，骨节烦疼，可发其汗，宜麻黄汤。

太阳病不解，热结膀胱，其人如狂，血必自下，下者即愈。其外未解者，尚未可攻，当先解其外，属桂枝汤。

太阳病，下之，微喘者，表未解故也。属桂枝加厚朴杏子汤。

伤寒病，脉浮紧，不发其汗，因衄，属麻黄汤。

阳明病，脉浮，无汗，其人必喘。发其汗则愈，属麻黄汤。

太阳病，脉浮者，可发其汗，属桂枝汤。

太阳病，脉浮紧，无汗而发热，其身疼痛，八、九日不解，表候续在，此当发其汗，服汤微除。发烦目瞑，剧者必衄，衄乃解。所以然者，阳气重故也。属麻黄汤。

　　脉浮者，病在表，可发其汗，属桂枝汤。（一云：麻黄汤）

　　伤寒不大便六、七日，头痛有热，与承气汤，其大便反清（一作小便清）。此为不在里故在表也，当发其汗。头痛者，必衄，属桂枝汤。

　　下利后，身体疼痛，清便自调，急当救表，宜桂枝汤。

　　太阳病，头痛发热，汗出恶风，若恶寒，属桂枝汤。

　　太阳中风，阳浮而阴濡弱。浮者热自发，濡弱者汗自出，啬啬恶寒，淅淅恶风，翕翕发热，鼻鸣干呕，属桂枝汤。

　　太阳病，发热汗出，此为荣弱卫强，故使汗出，欲救邪风，属桂枝汤。

　　太阳病，下之，气上撞，可与桂枝汤；不撞，不可与之。

　　太阳病，初服桂枝汤，而反烦不解者，法当先刺风池、风府，却与桂枝汤则愈。

　　烧针令其汗，针处被寒，核起而赤者，必发贲豚。气从少腹上撞心者，灸其核上一壮，与桂枝加桂汤。

　　太阳病，项背强几几，反汗出恶风，属桂枝加葛根汤。

　　太阳病，项背强几几，无汗恶风，属葛根汤。

　　太阳与阳明合病，而自利不呕者，属葛根汤。

　　太阳与阳明合病，不下利，但呕，属葛根加半夏汤。

　　太阳病，桂枝证，医反下之，遂利不止，其脉促者，表未解，喘而汗出，属葛根黄芩黄连汤。

　　太阳病，头痛发热，身体疼，腰痛，骨节疼痛，恶风，无汗而喘，属麻黄汤。

　　太阳与阳明合病，喘而胸满，不可下也。属麻黄汤。

太阳中风，脉浮紧，发热恶寒，身体疼痛，不汗出而烦躁，头痛，属大青龙汤。脉微弱，汗出恶风，不可服之。服之则厥，筋惕肉瞤，此为逆也。

伤寒脉浮缓，其身不疼，但重，乍有轻时，无少阴证者，大青龙汤发之。

伤寒表不解，心下有水气，干呕，发热而咳，或喝，或利，或噎，或小便不利，小腹满，或微喘，属小青龙汤。

伤寒，心下有水气，咳而微喘，发热不渴，服汤已而渴者，此寒去，为欲解，属小青龙汤。

阳明中风，脉弦浮大而短气，腹部满，胁下及心痛，久按之，气不通（一作按之不痛），鼻干，不得汗，嗜卧，一身及目悉黄，小便难，有潮热，时时哕，耳前后肿，刺之小差，外不解，病过十日，脉续浮，与小柴胡汤。但浮，无余证，与麻黄汤。不溺，腹满加哕，不治。

太阳病，十日以去，脉浮细，嗜卧，此为外解。设胸满胁痛，与小柴胡汤。脉浮者，属麻黄汤。

中风，往来寒热，伤寒五、六日以后，胸胁苦满，嘿嘿不欲饮食，烦心喜呕，或胸中烦而不呕，或渴，或腹中痛，或胁下痞坚，或心中悸，小便不利，或不渴，外有微热，或咳者，属小柴胡汤。

伤寒四、五日，身体热，恶风，颈项强，胁下满，手足温而渴，属小柴胡汤。

伤寒六、七日，发热、微恶寒，支节烦疼，微呕，心下支结，外证未去者，属柴胡桂枝汤[1]。

---

[1]柴胡桂枝汤：原作"小柴胡汤"，据人卫本改。

少阴病，得之二、三日，麻黄附子甘草汤微发汗，以二、三日无里证，故微发汗也。

脉浮，小便不利，微热，消渴，与五苓散，利小便发汗。

病发汗以后证第三

二阳并病，太阳初得病时，发其汗，汗先出，复不彻，因转属阳明，续自微汗出，不恶寒。若太阳证不罢，不可下，下之为逆，如此者，可小发其汗。设面绝缘缘正赤者，阳气怫郁在表，当解之，熏之。若发汗不大彻，不足言，阳气怫郁不得越。当汗而不汗，其人躁烦，不知痛处，乍在腹中，乍在四肢，按之不可得，其人短气但坐，汗出而不彻故也。更发其汗即愈。何以知其汗不彻？脉涩故以知之。

未持脉时，病人叉手自冒心。师因教试令咳而不即咳者，此必两耳无所闻也。所以然者，重发其汗，虚故也。

发汗后，饮水多者必喘。以水灌之亦喘。

发汗后，水药不得入口为逆。若更发其汗，必吐下不止。

阳明病，本自汗出，医复重发其汗，病已瘥，其人微烦，不了了，此大便坚也，以亡津液，胃中干燥，故令其坚。当问小便日几行，若本日三、四行，今日再行者，必知大便不久出，今为小便数少，津液当还入胃中，故知必当大便也。

发汗多，又复发其汗，此为亡阳。皆谵语、脉短者，死；脉自和者，不死。

伤寒发其汗，身目为黄，所以然者，寒湿相搏在里不解故也。

病人有寒，复发其汗，胃中冷，必吐蛔。

太阳病，发其汗，遂漏而不止，其人恶风，小便难，四肢微急，难以屈伸，属桂枝加附子汤。

服桂枝汤，大汗出，若脉但洪大，与桂枝汤。若其形如疟，一日再三发，汗出便解，属桂枝二麻黄一汤。

服桂枝汤，大汗出，大烦渴不解，若脉洪大，属白虎汤。

伤寒，脉浮，自汗出，小便数，心烦[1]，微恶寒，而脚挛急，反与桂枝汤欲攻其表，得之便厥，咽干，烦躁，吐逆，当作甘草干姜汤，以复其阳。厥愈足温，更作芍药甘草汤与之，其脚即伸。而胃气不和，谵语，可与承气汤。重发其汗，复加烧针者，属四逆汤。

伤寒，发汗已解，半日许复烦，其脉浮数，可复发其汗，属桂枝汤。

发汗后，身体疼痛，其脉沉迟，属桂枝加芍药生姜人参汤。

发汗后，不可更行桂枝汤，汗出而喘，无大热，可以麻黄杏子甘草石膏汤。

发汗过多以后，其人叉手自冒心，心下悸，而欲得按之，属桂枝甘草汤。

发汗后，其人脐下悸，欲作贲豚，属茯苓桂枝甘草大枣汤。

发汗后，腹胀满，属厚朴生姜半夏甘草人参汤。

发其汗不解，而反恶寒者，虚故也，属芍药甘草附子汤。不恶寒，但热者，实也，当和其胃气，宜小承气汤。

太阳病，发汗，若大汗出，胃中燥，烦不得眠，其人欲饮水，当稍饮之，令胃中和则愈。

发汗已，脉浮而数，复烦渴者，属五苓散。

伤寒，汗出而渴，属五苓散；不渴，属茯苓甘草汤。

---

[1]心烦：原本及人卫本均作"颇复"，据人卫校注本改。

太阳病，发其汗，汗出不解，其人发热，心下悸，头眩，身瞤而动，振振欲擗地，属真武汤。

伤寒，汗出，解之后，胃中不和，心下痞坚，干噫食臭，胁下有水气，腹中雷鸣而利，属生姜泻心汤。

伤寒发热，汗出不解后，心中痞坚，呕而下利，属大柴胡汤。

太阳病三日，发其汗不解，蒸蒸发热者，属于胃也，属承气汤。

大汗出，热不去，内拘急，四肢疼，下利，厥逆而恶寒，属四逆汤。

发汗多，亡阳谵语者，不可下，与柴胡桂枝汤，和其荣卫，以通津液，后自愈。

病不可吐证第四

太阳病，当恶寒而发热，今自汗出，反不恶寒发热，关上脉细而数，此医吐之过也。若得病一日、二日吐之，腹中饥，口不能食。三日、四日吐之，不喜糜粥，欲食冷食，朝食暮吐，此医吐之所致也，此为小逆。

太阳病，吐之者，但太阳当恶寒，今反不恶寒，不欲近衣，此为吐之内烦也。

少阴病，饮食入则吐，心中温温欲吐，复不能吐，始得之，手足寒，脉弦迟，此胸中实，不可下。若膈上有寒饮，干呕者，不可吐，当温之。

诸四逆厥者，不可吐之，虚家亦然。

病可吐证第五

大法，春宜吐。

凡服汤吐，中病便止，不必尽剂也。

病如桂枝证，其头不痛，其项不强，寸口脉微浮，胸口痞坚，气上撞咽喉，不得息，此为胸有寒，当吐之。

病胸上诸实，胸中郁郁而痛，不能食，欲使人按之，而反有浊唾，下利日十余行，其脉反迟，寸口微滑，此可吐之，利即止。

少阴病，饮食入则吐，心中温温欲吐，复不能吐，当遂吐之。

宿食在上脘，当吐之。

病者手足厥冷，脉乍紧，邪结在胸中，心下满而烦，饥不能食，病在胸中，当吐之。

病不可下证第六

脉濡而弱，弱反在关，濡反在颠，微反在上，涩反在下，微则阳气不足，涩则无血。阳气反微，中风汗出，而反躁烦，涩则无血，厥而且寒，阳微不可下，下之则心下痞坚。

动气在右，不可下。下之则津液内竭，喉燥鼻干，头眩心悸。

动气在左，不可下。下之则腹里拘急，食不下，动气反剧，身虽有热，卧反欲蜷。

动气在上，不可下。下之则掌握热烦，身浮冷，热汗自泄，欲水自灌。

动气在下，不可下。下之则腹满，卒起头眩，食则下清谷，心下痞坚。

咽中闭塞，不可下。下之则上轻下重，水浆不下，卧则欲蜷，身体急痛，复下利日十数行。

诸外实，不可下。下之则发微热，亡脉则厥，当脐发热。

诸虚，不可下，下之则渴，引水者易愈，恶水者剧。

脉濡而弱，弱反在关，濡反在颠，弦反在上，微反在下。弦为阳运，微为阴寒，上实下虚，意欲得温。微弦为虚，虚者不可下。微则为咳，咳则吐涎沫。下之咳则止，而利不休，胸中如虫啮，粥入则出，小便不利，两胁拘急，喘息为难，颈背相牵，臂则不仁，极寒反汗出，躯冷若冰，眼睛不慧，语言不休，谷气多入，则为除中，口虽欲言，舌不得前。

脉濡而弱，弱反在关，濡反在颠，浮反在上，数反在下，浮为阳虚，数为无血，浮则为虚，数则生热。浮则为虚，自汗而恶寒。数则为痛，振而寒栗。微弱在关，胸下为急，喘满汗流，不得呼吸。呼吸之中，痛在于胁，振寒相搏，其形如疟。医反下之，令脉急数，发热，狂走见鬼，心下为痞。小便淋沥，少腹甚坚，小便血出。

脉濡而紧，濡则阳气微，紧则荣中寒。阳微卫中风，发热而恶寒。荣紧胃气冷，微呕心内烦。医以为大热，解肌而发汗，亡阳虚烦躁，心下苦痞坚，表里俱虚竭，卒起而头眩，客热在皮肤，怅怏不得眠，不知胃气冷，紧寒在关元，技巧无所施，汲水灌其身，客热应时罢，栗栗而振寒，重被而覆之，汗出而冒巅，体惕而又振，小便为微难，寒气因水发，清谷不容间，呕变反肠出，颠倒不得安，手足为微逆，身冷而内烦，迟欲从后救，安可复追还。

脉浮而大，浮为气实，大为血虚，血虚为无阴，气实为孤阳，孤阳独下阴部[1]，当小便难，胞中虚。今反小便利而大汗出，法卫家当微，今反更实，津液四射，荣竭血尽，虚烦不眠，

---

[1]孤阳独下阴部：原本无，据人卫本及人卫校注本补。

血薄肉消，而成暴液。医以药攻其胃，此为重虚，客阳去有期，必下如污^[1]泥而死。

趺阳脉迟而缓，胃气如经也。趺阳脉浮而数，浮则伤胃，数则动脾，此非本病，医特下之所为也。荣卫内陷，其数先微，脉反但浮，其人必大便坚，气噫而除。何以言之？脾脉本缓，今数脉动脾，其数先微，故知脾气不治。大便坚，气噫而除，今脉反浮，其数改微，邪气独留，心中则饥，邪热不杀谷，潮热发渴，数脉当迟缓，脉因前后度数如法，病者则饥。数脉不时，则生恶疮。

脉数者，久数不止，止则邪结，正气不能复，正气却结于脏，故邪气浮之，与皮毛相得。脉数者，不可下，下之必烦，利不止。

少阴病，脉微，不可发其汗，无阳故也。阳已虚，尺中弱涩者，复不可下之。

脉浮大，应发其汗，医反下之，此为大逆。

脉浮而大，心下反坚，有热属脏者，攻之，不令发汗。属腑者，不令溲数，溲数则大便坚，汗多则热愈，汗少则便难。脉迟，尚未可攻。

二阳并病，太阳初得病时，发其汗，汗先出，复不彻，因转属阳明，欲自汗出，不恶寒，若太阳证不罢，不可下，下之为逆。

结胸证，其脉浮大，不可下，下之即死。

太阳与阳明合病，喘而胸满，不可下之。

太阳与少阳并病，心下痞坚，颈项强而眩，勿下之。

诸四逆厥者，不可下之，虚家亦然。

---

[1]污：原本作"汗"，据人卫校注本改。

病欲吐者，不可下之。

太阳病，有外证未解，不可下，下之为逆。

病发于阳，而反下之，热入，因作结胸。发于阴，而反下之，因作痞。病脉浮紧而下之，紧反入里，因作痞。

夫病阳多者热，下之则坚。

本虚，攻其热必哕。

无阳，阴强而坚，下之，必清谷而腹满。

太阴之为病，腹满而吐，食不下，下之益甚，腹时自痛，胸下结坚。

厥阴之为病，消渴，气上撞，心中疼热，饥而不欲食，甚者则欲吐，下之不肯止。

少阴病，其人饮食入则吐，心中温温欲吐，复不能吐。始得之，手足寒，脉弦迟，此胸中实，不可下也。

伤寒五、六日，不结胸，腹濡，脉虚，复厥者，不可下，下之，亡血死。

伤寒，发热，但头痛，微汗出。发其汗则不识人。熏之则喘，不得小便，心腹满。下之则短气而腹满，小便难，头痛背强。加温针则必衄。

伤寒，其脉阴阳俱紧，恶寒发热，则脉欲厥。厥者，脉初来大，渐渐小，更来渐大，是其候也。恶寒甚者，翕翕汗出，喉中痛。热多者，目赤，睛不慧，医复发之，咽中则伤。若复下之，则两目闭，寒多清谷，热多便脓血。熏之则发黄。熨之则咽燥。小便利者可救。难者，必危殆。

伤寒发热，口中勃勃气出，头痛目黄，衄[1]不可制。贪水者

---

[1]衄：此前人卫本有"鼻"字，可参。

必呕，恶水者厥，下之咽中生疮。假令手足温者，下之，下重便脓血。头痛目黄者，下之，目闭。贪水者，下之，其脉必厥，其声嘤，咽喉塞，发其汗则战栗，阴阳俱虚。恶水者，下之，里冷不嗜食，大便完谷出。发其汗，口中伤，舌上苔滑，烦躁。脉数实，不大便六七日，后必便血。复发其汗，小便必自利。

得病二、三日，脉弱，无太阳柴胡证，而烦躁，心下鞕[1]。至四、五日，虽能食，以承气汤，少与微和之，令小安。至六日，与承气汤一升。不大便六、七日，小便少者，虽不大便，但头坚后溏，未定成坚，攻之必溏，当须小便利，定坚，乃可攻之。

脏结无阳证，寒而不热，其人反静，舌上苔滑者，不可攻也。伤寒呕多，虽有阳明证，不可攻之。

阳明病，潮热，微坚，可与承气汤；不坚，不可与。若不大便六、七日，恐有燥屎，欲知之法，可少与小承气汤。腹中转矢气者，此为有燥屎，乃可攻之。若不转矢气者，此但头坚后溏，不可攻之，攻之必腹满不能食。欲饮水者，即哕，其后发热者，必复坚，以小承气汤和之。若不转矢气者，慎不可攻之。

阳明病，身汗色赤者，不可攻也。必发热色黄者，小便不利也。

阳明病，当心下坚满，不可攻之。攻之，遂利不止者，死；止者，愈。

阳明病，自汗出，若发其汗，小便自利，此为内竭，虽坚不可攻之。当须自欲大便，宜蜜煎导而通之。若土瓜根及猪胆汁，皆可以导。

---

[1]鞕：人卫本作"坚"。

下利，其脉浮大，此为虚，以强下之故也，设脉浮革，因尔肠鸣，属当归四逆汤。

病可下证第七

大法，秋宜下。

凡可下者，以汤胜丸散，中病便止，不必尽服之。

阳明病，发热汗多者，急下之，属大柴胡汤。

少阴病，得之二、三日，口燥咽干者，急下之，属承气汤。

少阴病六、七日，腹满不大便者，急下之，属承气汤。

少阴病，下利清水，色青者，心下必痛，口干燥者，可下之，属大柴胡汤、承气汤。

下利，三部脉皆平，按其心下坚者，可下之，属承气汤。

阳明与少阳合病而利，脉不负者为顺，负者失也，互相克贼为负。

滑而数者，有宿食，当下之，属大柴胡汤、承气汤。

伤寒后脉沉，沉为内实（《玉函》云：脉沉实，沉实者，下之），下之解，属大柴胡汤。

伤寒六、七日，目中不了了，睛不和，无表里证，大便难，微热者，此为实。急下之，属大柴胡汤、承气汤。

太阳病未解，其脉阴阳俱停[1]，必先振，汗出解。但阳微者，先汗之而解；但阴微者，先下之而解。属大柴胡汤。（阴微一作尺实）

脉双弦迟，心下坚，脉大而紧者，阳中有阴，可下之，属承气汤。

---

[1]停：人卫本作"沉"。

结胸者，项亦强，如柔痉状，下之即和。

病者无表里证，发热七、八日，虽脉浮数，可下之，属大柴胡汤。

太阳病六、七日，表证续在，其脉微沉，反不结胸，其人发狂，此热在下焦，少腹当坚而满，小便自利者，下血乃愈。所以然者，以太阳随经，瘀热在里故也。属抵当汤。

太阳病，身黄，其脉沉结，少腹坚，小便不利，为无血；小便自利，其人如狂者，血证谛。属抵当汤。

伤寒有热而少腹满，应小便不利，而反利者，此为血，当下之，属抵当丸。

阳明病，发热而汗出，此为热越，不能发黄，但头汗出，其身无有，齐颈而还，小便不利，渴引水浆，此为瘀热在里，身必发黄，属茵陈蒿汤。

阳明证，其人喜忘，必有畜血。所以然者，本有久瘀血，故令喜忘。虽坚，大便必黑，属抵当汤。

汗出而谵语者，有燥屎在胃中，此风也，过经乃可下之。下之若早，语言乱，以表虚里实故也。下之则愈，属大柴胡汤、承气汤。

病者烦热，汗出即解，复如疟状，日晡所发者，属阳明。脉实者，当下之，属大柴胡汤、承气汤。

阳明病，谵语，有潮热，而反不能食者，必有燥屎五、六枚；若能食者，但坚耳，属承气汤。

太阳中风，下利呕逆，表解，乃可攻之。其人漐漐汗出，发作有时，头痛，心下痞坚满，引胁下痛，呕则短气，汗出，不恶寒，此为表解里未和，属十枣汤。

太阳病不解，热结膀胱，其人如狂，血自下，下者即愈。其外未解，尚未可攻，当先解其外。外解，小腹急结者，乃可攻之，属桃仁承气汤。

伤寒七、八日，身黄如橘，小便不利，少腹微满，属茵陈蒿汤。

伤寒十余日，热结在里，复往来寒热，属大柴胡汤。

但结胸，无大热，此为水结在胸胁，头微汗出，与大陷胸汤。

伤寒六、七日，结胸热实，其脉沉紧，心下痛，按之如石坚，与大陷胸汤。

阳明病，其人汗多，津液外出，胃中燥，大便必坚，坚者则谵语，属承气汤。

阳明病，不吐下而心烦者，可与承气汤。

阳明病，其脉迟，虽汗出而不恶寒，其体必重，短气，腹满而喘，有潮热，如此者，其外为解，可攻其里。若手足濈然汗出者，此大便已坚，属承气汤。其热不潮，未可与承气汤。若腹满大而不大便者，属小承气汤，微和胃气，勿令至大下。

阳明病，谵语，发潮热，其脉滑疾，如此者，属承气汤。因与承气汤一升，腹中转矢气者，复与一升；如不转矢气者，勿更与之。明日又不大便，脉反微涩者，此为里虚，为难治，不可更与承气汤。

二阳并病，太阳证罢，但发潮热手足漐漐汗出，大便难而谵语者，下之愈，属承气汤。

病人小便不利，大便乍难乍易，时有微热，喘不能卧，胃有燥屎也，属承气汤。

病发汗吐下以后证第八

师曰：病人脉微而涩者，此为医所病也，大发其汗，又数大下之，其人亡血，病当恶寒而发热，无休止时。夏月盛热而欲著复衣，冬月盛寒而与欲裸其体。所以然者，阳微即恶寒，阴弱即发热，医发其汗，使阳气微，又大下之，令阴气弱。五月之时，阳气在表，胃中虚冷，以阳气内微，不能胜冷，故欲著复衣。十一月之时，阳气在里，胃中烦热，以阴气内弱，不能胜热，故欲裸其体。又阴脉迟涩，故知亡血。

太阳病三日，已发其汗，吐下、温针而不解，此为坏病，桂枝复不中与也。观其脉证，知犯何逆，随证而治之。

脉浮数，法当汗出而愈，而下之，则身体重，心悸，不可发其汗，当自汗出而解。所以然者，尺中脉微，此里虚，须表里实，津液和，即自汗出愈。

凡病若发汗，若吐，若下，若亡血，无津液而阴阳自和者，必愈。

大下后，发汗，其人小便不利，此亡津液，勿治，其小便利，必自愈。

下以后，复发其汗，必振寒，又其脉微细。所以然者，内外俱虚故也。

太阳病，先下而不愈，因复发其汗，表里俱虚，其人因冒。冒家当汗出自愈。所以然者，汗出表和故也。表和，然后下之。

得病，六、七日，脉迟浮弱，恶风寒，手足温。医再三下之，不能食[1]，其人胁下满，面目及身黄，颈项强，小便难，与柴胡汤，后必下重，大渴，饮水而呕，柴胡汤不复中与也，食谷者哕。

太阳病，二、三日，终不能卧，但欲起者，心下必结，其脉

[1]食：原本及人卫本均作"多"，据人卫校注本改。

微弱者，此本寒也。而反下之，利止者，必结胸；未止者，四、五日复重下之。此挟热利也。

太阳病，下之，其脉促，不结胸者，此为欲解。其脉浮者，必结胸。其脉紧者，必咽痛。其脉弦者，必两胁拘急。其脉细而数者，头痛未止。其脉沉而紧者，必欲呕。其脉沉而滑者，挟热利。其脉浮而滑者，必下血。

太阳少阳并病，而反下之，成结胸，心下坚，下利不复止，水浆不肯下，其人必心烦。脉浮紧，而下之，紧反入里，则作痞，按之自濡，但气痞耳。

伤寒吐下、发汗，虚烦，脉甚微，八、九日心下痞坚，胁下痛，气上冲咽喉，眩冒，经脉动惕者，久而成痿。

阳明病，不能食，下之不解，其人不能食。攻其热必哕，所以然者，胃中虚冷故也。

阳明病，脉迟，食难用饱，饱即发烦、头眩者，必小便难，此欲作谷疸。虽下之，其腹满如故耳。所以然者，脉迟故也。

太阳病，寸缓关浮尺弱，其人发热而汗出，复恶寒，不呕，但心下痞者，此为医下之也。

伤寒，大吐大下之，极虚，复极汗者，其人外气怫郁，复与之水，以发其汗，因得哕。所以然者，胃中寒冷也。

吐、下、发汗后，其人脉平，而小烦者，以新虚不胜谷气故也。

太阳病，医发其汗，遂发热而恶寒，复下之，则心下痞，此表里俱虚，阴阳气并竭，无阳则阴独。复加火针，因而烦，面色青黄，肤瞤，如此者，为难治。面色微黄，手足温者，易愈。

服桂枝汤，下之，头项强痛，翕翕发热，无汗，心下满微痛，小便不利，属桂枝去桂加茯苓术汤。

太阳病，先发其汗，不解，而下之，其脉浮者，不愈。浮为在外，而反下之，故令不愈。今脉浮，故在外，当解其外则愈，属桂枝汤。

下以后，复发其汗者，则昼日烦躁不眠，夜而安静，不呕不渴，而无表证，其脉沉微，身无大热，属干姜附子汤。

伤寒吐、下、发汗后，心下逆满，气上撞胸，起即头眩，其脉沉紧，发汗即动经，身为振摇，属茯苓桂枝术甘草汤。

发汗、吐、下以后，不解，烦躁，属茯苓四逆汤。

伤寒发汗、吐、下后，虚烦不得眠。剧者，反覆颠倒，心中懊侬，属栀子汤。若少气，栀子甘草汤。若呕，栀子生姜汤。若腹满者，栀子厚朴汤。发汗若下之，烦热，胸中塞者，属栀子汤。

太阳病，过经十余日，心下温温欲吐而胸中痛，大便反溏，其腹微满，郁郁微烦，先时自极吐下者，与承气汤。不尔者，不可与。欲呕，胸中痛，微溏，此非柴胡汤证，以呕故知极吐下也。

太阳病，重发其汗，而复下之，不大便五、六日，舌上燥而渴，日晡小有潮热，从心下至少腹坚满，而痛不可近，属大陷胸汤。

伤寒五、六日，其人已发汗，而复下之，胸胁满微结，小便不利，渴而不呕，但头汗出，往来寒热，心烦，此为未解，属柴胡桂枝干姜汤。

伤寒汗出，若吐下，解后，心下痞坚，噫气不除者，属旋复代赭汤。

大下以后，不可更行桂枝汤。汗出而喘，无大热，可以麻黄杏子甘草石膏汤。伤寒大下后，复发其汗，心下痞，恶寒者，表未解也，不可攻其痞，当先解表，表解，乃攻其痞。解表属桂枝汤，攻痞属大黄黄连泻心汤。

伤寒吐下后，七、八日不解，热结在里，表里俱热，时时恶风，大渴，舌上干燥而烦，欲饮水数升，属白虎汤。

伤寒吐下后未解，不大便五、六日至十余日，其人日晡所发潮热，不恶寒，独语如见鬼神之状。若剧者，发则不识人，循衣妄撮，怵惕不安，微喘直视。脉弦者生，涩者死。微者，但发热谵语，属承气汤。若下者，勿复服。

三阳合病，腹满身重，难以转侧，口不仁，面垢，谵语，遗溺。发汗则谵语，下之则额上生汗，手足厥冷，自汗，属白虎汤。

阳明病，其脉浮紧，咽干口苦，腹满而喘，发热汗出，而不恶寒，反偏恶热，其身体重，发其汗即躁，心愦愦而反谵语。加温针，必怵惕，又烦躁不得眠。下之，即胃中空虚，客气动膈，心中懊侬，舌上胎者，属栀子汤。

阳明病，下之，其外有热，手足温，不结胸，心中懊侬，若饥不能食。但头汗出，属栀子汤。

阳明病，下之，心中懊侬而烦，胃中有燥屎者，可攻。其人腹微满，头坚后溏者，不可下之。有燥屎者，属承气汤。

太阳病，吐下发汗后，微烦，小便数，大便因坚，可与小承气汤和之，则愈。

大汗若大下，而厥冷者，属四逆汤。

太阳病，下之，其脉促胸满者，属桂枝去芍药汤。若微寒，属桂枝去芍药加附子汤。

伤寒五、六日，大下之，身热不去，心中结痛者，未欲解也，属栀子汤。

伤寒下后，烦而腹满，卧起不安，属栀子厚朴汤。

伤寒，医以丸药大下之，身热不去，微烦，属栀子干姜汤。

伤寒，医下之，续得下利清谷不止。身体疼痛，急当救里。身体疼痛，清便自调，急当救表。救里宜四逆汤，救表宜桂枝汤。

太阳病，过经十余日，反再三下之，后四、五日，柴胡证续在，先与小柴胡汤。呕止小安，（呕止小安一云：呕不止，心下急），其人郁郁微烦者，为未解，与大柴胡汤，下之则愈。

伤寒，十三日不解，胸胁满而呕，日晡所发潮热，而微利，此本当柴胡汤下之，不得利，今反利者，故知医以丸药下之，非其治也。潮热者，实也，先再服小柴胡汤，以解其外，后属柴胡加芒硝汤。

伤寒十三日，过经而谵语，内有热也，当以汤下之。小便利者，大便当坚，而反利，其脉调和者，知医以丸药下之，非其治也。自利者，其脉当微厥，今反和者，此为内实，属承气汤。

伤寒八、九日，下之，胸满烦惊，小便不利，谵语，一身不可转侧，属柴胡加龙骨牡蛎汤。

火逆下之，因烧针烦躁，属桂枝甘草龙骨牡蛎汤。

太阳病，脉浮而动数，浮则为风，数则为热，动则为痛，数则为虚。头痛发热，微盗汗出，而反恶寒，其表未解。医反下之，动数则迟，头痛即眩（一云膈内拒痛），胃中空虚，客气动膈，短气躁烦，心中懊恼，阳气内陷，心下因坚，则为结胸，属大陷胸汤。若不结胸，但头汗出，其余无有，齐颈而还，小便不利，身必发黄。属柴胡栀子汤。

伤寒五、六日，呕而发热，柴胡汤证具，而以他药下之，柴胡证仍在，复与柴胡汤。此虽已下，不为逆也。必蒸蒸而振，却发热汗出而解。若心下满而坚痛者，此为结胸，属大陷胸汤。若但满而不痛者，此为痞，柴胡复不中与也。属半夏泻心汤。

本以下之，故心下痞，与之泻心。其痞不解，其人渴而口燥，小便不利者，属五苓散。（一本言忍之一日乃愈）伤寒、中风，医反下之，其人下利日数十行，谷不化，腹中雷鸣，心下痞坚而满，干呕而烦，不能得安。医见心下痞，为病不尽，复重下之，其痞益甚，此非结热，但胃中虚，客气上逆，故使之坚，属甘草泻心汤。

伤寒，服汤药，而下利不止，心下痞坚，服泻心汤已。复以他药下之，利不止，医以理中与之，利益甚。理中，理中焦，此利在下焦，属赤石脂禹余粮汤。若不止者，当利其小便。

太阳病，外证未除，而数下之，遂挟热而利，不止，心下痞坚，表里不解，属桂枝人参汤。

伤寒、吐后，腹满者，与承气汤。

病者无表里证，发热七、八日，脉虽浮数者，可下之。假令下已，脉数不解，今热则消谷喜饥，至六、七日不大便者，有瘀血，属抵当汤。若脉数不解，下不止，必协热，便脓血。

太阳病，医反下之，因腹满时痛，为属太阴，属桂枝加芍药汤。

大实痛，属桂枝加大黄汤。

伤寒六、七日，其人大下后，脉沉迟，手足厥逆，下部脉不至，咽喉不利，唾脓血，泄利不止，为难治，属麻黄升麻汤。

伤寒，本自寒呕[1]，医复吐下之，寒格更遂吐，食入即出，属干姜黄芩黄连人参汤。

---

[1]呕：人卫本作"下"。

病可温证第九

大法，冬宜服温热药及灸。

师曰：病发热头痛，脉反沉。若不瘥，身体更疼痛，当救其里，宜温药，四逆汤。

下利，腹满，身体疼痛，先温其里，宜四逆汤。

自利，不渴者，属太阴，其脏有寒故也。当温之，宜四逆辈。

少阴病，其人饮食入则吐，心中温温欲吐，复不能吐。始得之，手足寒，脉弦迟。若膈上有寒饮，干呕者，不可吐，当温之，宜四逆汤。

少阴病，脉沉者，急当温之，宜四逆汤。

下利，欲食者，就当温之。

下利，脉迟紧，为痛未欲止，当温之。得冷者满，而便肠垢。

下利，其脉浮大，此为虚，以强下之故也。设脉浮革，因而肠鸣，当温之，宜当归四逆汤。

少阴病，下利，脉微涩者，即呕汗出[1]，必数更衣，反少，当温之。

伤寒，医下之，续得下利，清谷不止，身体疼痛，急当救里，宜温之，以四逆汤。

病不可灸证第十

微数之脉，慎不可灸，因火为邪，则为烦逆，追虚逐实，血

---

[1]即呕汗出：原本作"即呕行者"，据人卫本改，下同。

散脉中，火气虽微，内攻有力，焦骨伤筋，血难复也。

脉浮，当以汗解，而反灸之，邪无从去，因火而盛，病从腰以下，必当重而痹，此为火逆。若欲自解，当先烦，烦乃有汗，随汗而解。何以知之？脉浮，故知汗出当解。

脉浮，热甚，而灸之，此为实，实以虚治，因火而动，咽燥必唾血。

病可灸证第十一

烧针令其汗，针处被寒，核起而赤者，必发贲豚。气从少腹上撞者，灸其核上一壮，与桂枝加桂汤。

少阴病，得之一、二日，口中和，其背恶寒者，当灸之。

少阴病，其人吐利，手足不逆，反发热，不死。脉不至者，灸其少阴七壮。

少阴病，下利，脉微涩者，即呕汗出，必数更衣，反少，当温其上，灸之（一云灸厥阴可五十壮）。

诸下利，皆可灸足大都五壮（一云七壮），商邱、阴陵泉皆三壮。

下利，手足厥，无脉，灸之不温，反微喘者，死。少阴负趺阳者，为顺也。

伤寒六、七日，其脉微，手足厥，烦躁，灸其厥阴，厥不还者，死。

伤寒，脉促，手足厥逆，可灸之，为可灸少阴，厥阴主四逆。

病不可刺证第十二

大怒无刺（大，一作新），已刺无怒（已，一作新）。新内无刺，已刺无内。大劳无刺（大，一作新），已刺无劳。大醉无刺，已刺无醉。大饱无刺，已刺无饱。大饥无刺，已刺无饥。大渴无刺，已刺无渴。无刺大惊，无刺熇熇之热，无刺漉漉之汗，无刺浑浑之脉。身热甚，阴阳皆争者，勿刺也。其可刺者，急取之，不汗则泄。所谓勿刺者，有死征也。无刺病与脉相逆者。上工刺未生，其次刺未盛，其次刺正衰，粗工逆此，谓之伐形。

病可刺证第十三

太阳病，头痛，至七日，自当愈，其经竟故也。若欲作再经者，当针足阳明，使经不传则愈。

太阳病，初服桂枝汤，而反烦不解者，当先刺风池、风府，乃却与桂枝汤则愈。

伤寒，腹满而谵语，寸口脉浮而紧者，此为肝乘脾，名纵，当刺期门。

伤寒，发热，啬啬恶寒，其人大渴，欲饮酢浆者，其腹必满，而自汗出，小便利，其病欲解，此为肝乘肺，名曰横，当刺期门。

阳明病，下血而谵语，此为热入血室。但头汗出者，当刺期门，随其实而泻之，濈然汗出者则愈。

妇人中风，发热恶寒，经水适来，得之七、八日，热除，脉迟，身凉，胸胁下满，如结胸状，其人谵语，此为热入血室，当刺期门，随其虚实而取之。（《平病》云：热入血室，无犯胃气及上二焦。与此相反，岂谓药不为针耶）

太阳与少阳并病，头痛，颈项强而眩，时如结胸，心下痞坚，当刺大杼第一间，肺输、肝输，慎不可发汗，发汗则谵语，谵语则脉弦。谵语五日不止，当刺期门。

少阴病，下利，便脓血者，可刺。

妇人伤寒，怀身腹满，不得小便，加从腰以下重，如有水气状，怀身七月、太阴当养不养，此心气实，当刺泻劳宫及关元，小便利则愈。

伤寒，喉痹，刺手少阴。少阴在腕，当小指后动脉是也。针入三分，补之。问曰：病有汗出而身热烦满，烦满不为汗解者何？对曰：汗出而身热者，风也；汗出而烦满不解者，厥也，病名曰风厥也。太阳主气，故先受邪，少阴与为表里也。得热则上从之，从之则厥，治之，表里刺之，饮之汤。

热病三日，气口静，人迎躁者，取之诸阳五十九刺，以泻其热，而出其汗，实其阴，以补其不足。所谓五十九刺者，两手外内侧各三，凡十二痏，五指间各一，凡八痏。足亦如是，头入发一寸傍三分，各三，凡六痏；更入发三寸，边各五，凡十痏。耳前后、口下、项中各一，凡六痏。巅上一。

热病先肤痛，窒鼻充面，取之皮，以第一针五十九。苛菌为轸（一云苛轸）鼻，索皮于肺，不得索之火，火，心也。

热病，嗌干多饮，善惊，卧不能安，取之肤肉，以第六针五十九。目眦赤，索肉于脾，不得索之木，木，肝也。

热病而胸胁痛，手足躁，取之筋间，以第四针针于四达（一作逆），筋辟目浸，索筋于肝，不得索之金，金，肺也。

热病数惊，瘈疭而强，取之脉，以第四针急泻有余者，癫疾，毛发去，索血（一作脉），于心，不得索之水，水，肾也。

热病，身重骨痛，耳聋而好瞑，取之骨，以第四针五十九唶。骨病食牙齿，耳清，索骨于肾不得索之土，土，脾也。

热病，先身涩傍教，（傍教《太素》作倚），烦闷，干唇嗌，取之以第一针五十九。肤胀，口干，寒汗。

热病，头痛，摄（摄一作颛）颞，目脉紧，善衄，厥热也，取之以第三针，视有余不足，寒热病。

热病，体重，肠中热，取之以第四针，于其输及下诸指间，索气于胃络得气也。

热病，侠脐痛急，胸胁支满，取之涌泉与太阴、阳明（一云阴陵泉），以第四针，针嗌里。

热病而汗且出，反脉顺可汗者，取之鱼际、太渊、大都、太白。泻之则热去，补之则汗出。汗出太甚者，取踝上横文以止之。

热病七日、八日，脉口动，喘而眩者，急刺之。汗且自出，浅刺手大指间。

热病，先胸胁痛，手足躁，刺足少阳，补手太阴，病甚，为五十九刺。

热病，先手臂痛，刺手阳明、太阴，而汗出止。

热病，始于头者，刺项太阳而汗出止。

热病，先身重骨痛，耳聋目瞑，刺足少阴，病甚，为五十九刺。（一云刺少阳）

热病先眩冒而热，胸膈满。刺足少阴少阳。

热病，始足胫者，先取足阳明而汗出止。

病不可水证第十四

发汗后，饮水多者，必喘。以水灌之，亦喘。

伤寒，大吐、大下之，极虚，复极汗者，其人外气怫郁，复与之水[1]，以发其汗，因得哕，所以然者，胃中寒冷故也。

---

[1]水：原本作"木"，据人卫本改。

阳明病，潮热，微坚，可与承气汤。不坚，勿与之。若不大便六、七日，恐有燥屎，欲知之法，可与小承气汤。若腹中不转矢气者，此为但头坚后溏，不可攻之，攻之必腹满，不能食，欲饮水者，即哕。

阳明病，若胃中虚冷，其人不能食，饮水即哕。

下利，其脉浮大，此为虚，以强下之故也。设脉浮革，因尔肠鸣，当温之，与水即哕。

病在阳，当以汗解，而反以水噀之，若灌之，其热却不得去，益烦，皮上粟起，意欲饮水，反而渴，宜文蛤散。若不瘥，与五苓散。若寒实结胸，无热证者，与三物小陷胸汤，白散亦可。身热皮粟不解，欲引衣自覆，若以水噀之洗之，益令热却不得出。当汗而不汗，即烦。假令汗出已，腹中痛，与芍药三两，如上法。

寸口脉浮大，医反下之，此为大逆。浮即无血，大即为寒，寒气相搏，即为肠鸣，医乃不知，而反饮水，令汗大出，水得寒气，冷必相搏，其人即𫗣。

寸口脉濡而弱，濡即恶寒，弱即发热，濡弱相搏，脏气衰微，胸中苦烦，此非结热，而反薄居，水渍布冷，铫贴之，阳气遂微，诸腑无所依，阴脉凝聚，结在心下，而不肯移，胃中虚冷，水谷不化，小便纵通，复不能多，微则可救，聚寒心下，当奈何也。

病可水证第十五

太阳病，发汗后，若大汗出，胃中干燥，烦不得眠，其人欲饮水，当稍饮之，令胃中和则愈。

厥阴病，渴欲饮水者，与饮之即愈。

太阳病，寸口缓，关上小浮，尺中弱，其人发热而汗出，复恶寒，不呕，但心下痞者，此为医下之也。若不下，其人复不恶寒而渴者，为转属阳明。小便数者，大便即坚，不更衣十日，无所苦也。欲饮水者，但与之，当以法救之，宜五苓散。

寸口脉洪而大，数而滑，洪大则荣气长，滑数则胃气实，荣长则阳盛，怫郁不得出身，胃实则坚难，大便则干燥，三焦闭塞，津液不通，医发其汗，阳盛不周，复重下之，胃燥热畜，大便遂攒，小便不利，荣卫相搏，心烦发热，两眼如火，鼻干面赤，舌燥齿黄焦，故大渴。过经成坏病，针药所不能制，与水灌枯槁，阳气微散，身寒温衣覆，汗出表里通，然其病即除。形脉多不同，此愈非法治，但医所当慎，妄犯伤荣卫。霍乱而头痛发热，身体疼痛，热多欲饮水，属五苓散。

呕吐而病在膈上，后必思水者，急与猪苓散。饮之水，亦得也。

病不可火证第十六

太阳中风，以火劫发其汗，邪风被火热，血气流泆，失其常度，两阳相熏灼，其身发黄。阳盛则欲衄，阴虚小便难，阴阳俱虚竭，身体则枯燥，但头汗出，齐颈而还，腹满而微喘，口干咽烂，或不大便，久则谵语，甚者至哕，手足躁扰，循衣摸床，小便利者，其人可治。

太阳病，医发其汗，遂发热而恶寒，复下之，则心下痞，此表里俱虚。阴阳气并竭，无阳则阴独，复加火针因而烦，面色青黄，肤瞤，如此者为难治。面色微黄，手足温者愈。

伤寒，加温针必惊。

阳脉浮，阴脉弱，则血虚，血虚则筋惕。其脉沉者，荣气微也。其脉浮，而汗出如流珠者，卫气衰也。荣气微，加烧针，血留不行，更发热而躁烦也。

伤寒，脉浮，而医以火迫劫之，亡阳，惊狂，起卧不安，属桂枝去芍药加蜀漆牡蛎龙骨救逆汤。

问曰：得病十五、十六日，身体黄，下利，狂欲走。师脉之，言当下清血如豚肝，乃愈，后如师言，何以知之？师曰：寸口脉阳浮阴濡弱，阳浮则为风，阴濡弱为少血，浮虚受风，少血发热，恶寒洒淅，项强头眩。医加火熏，郁令汗出，恶寒遂甚，客热因火而发，怫郁蒸肌肤，身目为黄，小便微难，短气，从鼻出血，而复下之，胃无津液，泄利遂不止，热瘀在膀胱，畜结成积聚，状如豚肝，当下未下，心乱迷愦，狂走赴水，不能自制。畜血若去，目明心了。此皆医所为，无他祸患，微轻得愈，极者不治。

伤寒，其脉不弦紧而弱者，必渴，被火必谵言。弱者发热，脉浮，解之，当汗出愈。

太阳病，以火熏之，不得汗，其人必躁，到经不解，必有清血。

阳明病，被火，额上微汗出，而小便不利，必发黄。

阳明病，其脉浮紧，咽干口苦，腹满而喘，发热汗出而不恶寒，反偏恶热，其身体重，发其汗则躁，心愦愦而反谵语。加温针必怵惕，又烦躁不得眠。

少阴病，咳而下利，谵语，是为被火气劫故也，少便必难，为强责少阴汗也。

太阳病二日，而烧瓦熨其背，大汗出，火气入胃，胃中竭燥，必发谵语，十余日振而反汗出者，此为欲解。其汗从腰以下不得汗，其人欲小便，反不得，呕欲失溲，足下恶风，大便坚

者，小便当数，而反不数及多，便已，其头卓然而痛，其人足心
必热，谷气下流故也。

病可火证第十七

下利，谷道中痛，当温之以火，宜熬末盐熨之。一方，炙
枳实熨之。

热病阴阳交并少阴厥逆阴阳竭尽生死证第十八

问曰：温病，汗出辄复热，而脉躁疾，不为汗衰，狂言，
不能食，病名为何？对曰：名曰阴阳交，交者，死。人所以汗出
者，生于谷，谷生于精。今邪气交争于骨肉而得汗者，是邪却而
精胜。精胜则当能食而不复热。热者，邪气也。汗者，精气也。
今汗出而辄复热者，邪胜也。不能食者，精无俾也。汗而热留
者，寿可立而倾也。

夫汗出而脉尚躁盛者，死。此今脉不与汗相应，此不能胜其
病也。狂言者，是失志，失志者，死。此有三死，不见一生，虽
愈必死。

热病，已得汗，而脉尚躁盛，此阳脉之极也，死。其得汗而
脉静者，生也。

热病，脉尚躁盛，而不得汗者，此阳脉之极也。死。脉躁盛
得汗者，生也。

热病，已得汗，而脉尚躁，喘且复热，勿肤刺，喘甚者，
死。

热病，阴阳交者，死。

热病，烦已而汗，脉当静。

太阳病，脉反躁盛者，是阴阳交，死。复得汗，脉静者，

生。

热病，阴阳交者，热烦身躁，太阴寸口脉两冲尚躁盛，是阴阳交，死。得汗脉静者，生。

热病，阳进阴退，头独汗出，死。阴进阳退，腰以下至足汗出，亦死。阴阳俱进，汗出已，热如故，亦死。阴阳俱退，汗出已，寒栗不止，鼻口气冷，亦死。上热病，阴阳交部。

热病，所谓并阴者，热病已得汗，因得泄，是谓并阴，故治。（一作活）

热病，所谓并阳者，热病已得汗，脉尚躁盛，大热，汗出，虽不汗出，若衄，是谓并阳，故治。

上热病并阴阳部。

少阴病，恶寒，蜷而利，手足逆者，不治。

少阴病，下利止而眩，时时自冒者，死。

少阴病，其人吐利，躁逆者，死。

少阴病，四逆，恶寒而蜷，其脉不至，其人不烦而躁者，死。

少阴病六、七日，其人息高者，死。

少阴病，脉微细沉，但欲卧，汗出不烦，自欲吐，五、六日自利，复烦躁，不得卧寐者，死。

少阴病，下利，若利止、恶寒而蜷，手足温者，可治。

少阴病，恶寒而蜷，时时自烦，欲去其衣被者，可治。

少阴病，下利不止，厥逆无脉，干呕，烦。服汤药，其脉暴出者，死。微续者，生。

少阴部。

伤寒六、七日，其脉微，手足厥，烦躁，灸其厥阴，厥不还者，死。

伤寒，下利，厥逆，躁不能卧者，死。

伤寒，发热，下利至厥不止者，死。

伤寒，厥逆，六、七日不利，便发热而利者，生。其人汗出，利不止者，死。但有阴无阳故也。

伤寒五、六日，不结胸，腹濡，脉虚复厥者，不可下，下之，亡血，死。

伤寒，发热而厥，七日，下利者，为难治。

上厥逆部。

热病，不知所痛，不能自收，口干，阳热甚，阴颇有寒者，热在髓，死不治。

热病在肾，令人渴，口干，舌焦黄赤，昼夜欲饮不止，腹大而胀，尚不厌饮，目无精光，死不治。

脾伤，即中风，阴阳气别离，阴不从阳，故以三分，候其死生。

伤寒，咳逆上气，其脉散者，死。谓其人形损故也。

伤寒，下利，日十余行，其人脉反实者，死。

病者胁下素有痞，而不在脐傍，痛引少腹，入阴侠阴筋，此为脏结，死。

夫实则谵语，虚则郑声。郑声者，重语是也。直视、谵语、喘满者，死。若下利者，亦死。

结胸证悉具，而烦躁者，死。

吐舌下卷者，死。唾如胶者，难解。舌头四边，徐有津液，此为欲解。病者至经，上唇有色，脉自和，为欲解。色急者，未解。

上阴阳竭尽部。

重实重虚阴阳相附生死证第十九

问曰：何谓虚实？对曰：邪气盛则实，精气夺则虚。重实者，内有热，病气热，脉满，是谓重实。问曰：经络俱实，何如？对曰：经络皆实，是寸脉急而尺内缓也，皆当俱治。故曰滑则顺，涩则逆。夫虚实者，皆从其物类始，五脏骨肉滑利，可以长久。寒气暴上，脉满实。实而滑，顺则生，实而涩，逆则死。形尽满，脉急大坚，尺满而不应，顺则生，逆则死。所谓顺者，手足温。所谓逆者，手足寒也。

　　问曰：何谓重虚？对曰：脉虚，气虚、尺虚，是谓重虚。所谓气虚者，言无常也；尺虚者，行步㤇然也；脉虚者，不象阴也。如此者，滑则生，涩则死。气虚者，肺虚也；气逆者，足寒也。非其时则生，当其时则死，余脏皆如此也。脉实满，手足寒，头热者，春秋则生，冬夏则死。脉浮而涩，涩而身有热者，死。络气不足，经气有余，脉热而尺寒，秋冬为逆，春夏为顺。经虚络满者，尺热满而脉寒涩，春夏死，秋冬生。络满经虚，灸阴刺阳；经满络虚，刺阴灸阳。问曰：秋冬无极阴，春夏无极阳，何谓也？对曰：无极阳者，春夏无数虚阳明，阳明虚则狂。无极阴者，秋冬无数虚太阴，太阴虚则死。

　　上重实重虚部。

　　热病，所谓阳附阴者，腰以下至足热，腰以上寒，阴气下争，还心腹满者，死。所谓阴附阳者，腰以上至头热，腰以下寒，阳气上争，还得汗者生。

　　上阴阳相附部。

热病生死期日证第二十

　　太阳之脉，色荣颧骨，热病也。荣未和，曰今且得汗，待时自已。与厥阴脉争见者，死期不过三日，其热病气内连肾。少阳之脉，色荣颊前，热病也。荣未和，曰今且得汗，待时自已。与少阴脉争见者，死期不过三日。

热病七、八日，脉微小，病者溲血，口中干，一日半而死。脉代者，一日死。

热病七、八日，脉不躁喘，不数，后三日中有汗。三日不汗，四日死。未曾汗，勿肤刺（肤，一作膚）。

热病三、四日，脉不喘，其动均者，身虽烦热，今自得汗，生。传曰：始腑入脏，终阴复还[1]，故得汗。

热病七、八日，脉不喘，其动均者，生。微热在阳不入阴，今自汗也。

热病七、八日，脉不喘，动数均者，病当喑。期三日不得汗，四日死。

热病，身面尽黄而肿，心热，口干，舌卷，焦黄黑，身麻臭，伏毒伤肺。中脾者，死。

热病，瘈疭，狂言，不得汗，瘈疭不已，伏毒伤肝，中胆者，死。

热病，汗不出，出不至足，呕胆，吐血，善惊不得卧，伏毒在肝。腑足少阳者，死。

热病十逆死证第二十一

热病，腹满膜胀，身热者，不得大小便，脉涩小疾，一逆见，死。

热病，肠鸣腹满，四肢清，泄注，脉浮大而洪不已，二逆见，死。

热病，大衄不止，腹中痛，脉浮大绝，喘而短气，三逆见，

---

[1]终阴复还：此后人卫本有"阳"字，可参。

死。

热病，呕且便血，夺形肉，身热甚，脉绝动疾，四逆见，死。

热病，咳喘，悸眩，身热，脉小疾，夺形肉，五逆见，死。

热病，腹大而胀，四肢清，夺形肉，短气，六逆见，一旬内死。

热病，腹胀便血，脉大，时时小绝，汗出而喘，口干舌焦，视不见人，七逆见，一旬死。

热病，身热甚，脉转小，咳而便血，目眶陷，妄言，手循衣缝，口干，躁扰不得卧，八逆见，一时死。

热病，瘈疭，狂走，不能食，腹满，胸痛，引腰脐背，呕血，九逆见，一时死。

热病，呕血，喘咳，烦满，身黄，其腹鼓胀，泄不止，脉绝，十逆见，一时死。

热病五脏气绝死日证第二十二

热病，肺气绝，喘逆，咳唾血，手足腹肿，面黄，振栗不能言语，死。魄与皮毛俱去，故肺先死，丙日笃，丁日死。

热病，脾气绝，头痛，呕宿汁，不得食，呕逆吐血，水浆不得入，狂言谵语，腹大满，四肢不收，意不乐，死。脉与肉气俱去，故脾先死，甲日笃，乙日死。

热病，心主气绝，烦满，骨痛（一作瘃），嗌肿，不可咽，欲咳不能咳，歌哭而笑，死。神与荣脉俱去，故心先死。壬日笃，癸日死。

热病，肝气绝，僵仆，足不安地，呕血，恐惧，洒淅恶寒，血妄出，遗屎溺，死。魂与筋血俱去，故肝先死。庚日笃，辛日死。

热病，肾气绝，喘悸，吐逆，踵疽，尻痛，目视不明，骨痛，短气，喘满，汗出如珠，死。精与骨髓俱去，故肾先死。戊日笃，巳日死。

外见瞳子青小，爪甲枯，发堕，身涩，齿挺而垢，又皮面浓尘黑，咳而吐血，渴欲数饮，腹大而满，此五脏绝，表病也。

热病至脉死日证第二十三

热病，脉四至，三日死，脉四至者，平人一至，病人脉四至也。

热病，脉五至，一日死。时一大至，半日死，忽忽闷乱者，死。

热病，脉六至，半日死。忽急疾大至，有顷死。

热病损脉死日证第二十四

热病脉，四损，三日死。所谓四损者，平人四至，病人脉一至，名曰四损。

热病脉，五损，一日死。所谓五损者，平人五至，病人脉一至，名曰五损。

热病脉，六损，一时死，所谓六损者，平人六至，病人脉一至，名曰六损。

若绝不至，或久乃至，立死。

卷八

平卒尸厥脉证第一

寸口沉大而滑，沉则为实，滑则为气，实气相搏，血气入于脏即死，入于腑者即愈，此为卒厥。不知人，唇青身冷，为入脏，即死；如身温和，汗自出，为入腑，而复自愈。

平痉湿暍脉证第二

太阳病，发热无汗，而反恶寒者，名刚痉。

太阳病，发热汗出，而不恶寒者，名柔痉。（一作恶寒）

太阳病，发热，其脉沉而细者，为痉。

太阳病，发其汗，因致痉（论云：发其汗太多，因致痉）

病者身热足寒，颈项强急，恶寒，时头热，面赤，目脉赤，独头动摇者，为痉。（论云：独头而摇，卒口噤，背反张者，痉病也）。

太阳病，无汗，而小便反少，气上冲胸，口噤不得语，欲作刚痉，葛根汤主之。

刚痉为病，胸满口噤，卧不著席，脚挛急，其人必龂齿可与大承气汤。

痉病，发其汗已，其脉浛浛如蛇，暴腹胀大者，为欲解，脉如故，反伏弦者，必痉。（一云：痉脉出欲已）。

痉脉来，按之筑筑而弦，直上下行。

痉家，其脉伏坚，直上下。

夫风病，下之则痉。复发其汗，必拘急。

太阳病，其证备，身体强，几几然，脉沉迟，此为痉，栝楼桂枝汤主之。

痉病，有灸疮，难疗。

疮家，虽身疼痛，不可发其汗，汗出则痉。

太阳病，关节疼烦，脉沉而缓者，为中湿。（论云：中湿为湿痹，湿痹之候，其人小便不利，大便反快，但当利其小便）

病者一身尽疼（一云疼烦），发热，日晡即剧，此为风湿。汗出所致也。（论云：此病伤于汗出当风，或久伤取冷所致）

湿家之为病，一身尽疼，发热，而身色似熏黄也。

湿家之为病，其人但头汗出，而背强，欲得被覆向火。若下之早，则哕，或胸满，小便利（一云不利），舌上如胎，此为丹田有热，胸上有寒，渴欲饮而不能饮，则口燥也。

湿家下之，额上汗出，微喘，小便利（一云不利）者，死。若下利不止者，亦死。

问曰：风湿相搏，身体疼痛，法当汗出而解，值天阴雨不止，师云此可发汗，而其病不愈者，何也？答曰；发其汗，汗大出者，但风气去，湿气续在，是故不愈。若治风湿者，发其汗，微微似欲出汗者，则风湿俱去也。

湿家身烦疼，可与麻黄汤加术四两，发其汗为宜，慎不可以火攻之。

风湿，脉浮，身重、汗出恶风者，防己汤主之。

病人喘，头痛，鼻塞而烦，其脉大，自能饮食，腹中和，无病。病在头中寒湿，故鼻塞，内药鼻中即愈。（论云：湿家病，身疼痛，发热，面黄而喘，头痛鼻塞而烦）

伤寒八、九日，风湿相搏，身体疼痛，不能自转侧，不呕不渴，脉浮虚而涩者，桂枝附子汤主之。若其人大便鞕，小便自利者，术附子汤主之。

风湿相搏，骨节疼烦，掣痛不得屈伸，近之则痛剧，汗出短气，小便不利，恶风不欲去衣。或身微肿者，甘草附子汤主之。

太阳中热，暍是也。其人汗出恶寒，身热而渴也，白虎汤主之。

太阳中暍，身热疼重，而脉微弱，此以夏月伤冷水，水行皮肤中所致也，瓜蒂汤主之。

太阳中暍，发热恶寒，身重而疼痛，其脉弦细芤迟，小便已洒洒然毛耸，手足厥冷，小有劳，身热，口前开，板齿燥。若发其汗，恶寒则甚，加温针，则发热益甚，数下之，淋复甚。

平阳毒阴毒百合狐惑脉证第三

阳毒为病，身重腰背痛，烦闷不安，狂言，或走，或见鬼，或吐血下痢，其脉浮大数，面赤斑斑如锦文，咽喉痛，唾脓血，五日可治，至七日不可治也。有伤寒一、二日便成阳毒。或服药，吐、下后成阳毒，升麻汤主之。

阴毒为病，身重背强，腹中绞痛，咽喉不利，毒气攻心，心下坚强，短气不得息，呕逆，唇青面黑，四肢厥冷，其脉沉细紧数，身如被打，五、六日可治，至七日不可治也。或伤寒初病一、二日，便结成阴毒。或服药六、七日以上至十日，变成阴毒，甘草汤主之。

百合之为病，其状常默默欲卧，复不能卧，或如强健人，欲得出行，而复不能行，意欲得食，复不能食，或有美时，或有不用闻饮食臭时，如寒无寒，如热无热，朝至口苦，小便赤黄，身形如和，其脉微数，百脉一宗，悉病，各随证治之。

百合病，见于阴者，以阳法救之；见于阳者，以阴法救之。见阳攻阴，复发其汗，此为逆，其病难治；见阴攻阳，乃复下之，此亦为逆，其病难治。(《千金方》云：见在于阴而攻其阳，则阴不得解也，复发其汗为逆也。见在于阳而攻其阴，则阳不得解也，复下之，其病不愈)

狐惑为病，其状如伤寒，默默欲眠，目不得闭，卧起不安，蚀于喉为惑，蚀于阴为狐。狐惑之病，并不欲饮食，闻食臭，其面目乍赤、乍白、乍黑。其毒蚀上部，则声喝，其毒蚀于下部者，则咽干。蚀于上部，泻心汤主之。蚀于下部，苦参汤淹洗之，蚀于肛者，雄黄熏之。

其人脉数，无热，微烦，默默欲卧，汗出，初得三、四日，目赤如鸠眼，得之七、八日，目四眦黄黑，若能食者，脓已成也，赤小豆当归散主之。

病人或从呼吸，上蚀其咽，或从下焦，蚀其肛阴，蚀上为惑，蚀下为狐。狐惑病者，猪苓散主之。

平霍乱转筋脉证第四

问曰：病有霍乱者何？师曰：呕吐而利，此为霍乱。

问曰：病者发热，头痛，身体疼，恶寒，而复吐利，当属何病？师曰：当为霍乱。霍乱吐利止，而复发热也。伤寒，其脉微涩，本是霍乱，今是伤寒，却四、五日，至阴经上，转入阴必吐利。

转筋为病，其人臂脚直，脉上下行，微弦，转筋入腹，鸡屎白散主之。

平中风历节脉证第五

夫风之为病当半身不遂，或但臂不遂者，此为痹。脉微而数，中风使然。

头痛脉滑者，中风，风脉虚弱也。

寸口脉浮而紧，紧则为寒，浮则为虚，虚寒相搏，邪在皮肤。浮者血虚，络脉空虚，贼邪不泻，或左或右。邪气反缓，正气则急，正气引邪，㖞僻不遂。邪在于络，肌肤不仁。邪在于经，则重不胜。邪入于腑，则不识人。邪入于脏，舌即难言，口吐于涎。

寸口脉迟而缓，迟则为寒，缓则为虚。荣缓则为亡血，卫迟则为中风。邪气中经，则身痒而瘾疹。心气不足，邪气入中，则胸满而短气。

趺阳脉浮而滑，滑则谷气实，浮则汗自出。

少阴脉浮而弱，弱则血不足，浮则为风，风血相搏，则疼痛如掣。

盛人脉涩小，短气，自汗出，历节疼，不可屈伸，此皆饮酒汗出当风所致也。

寸口脉沉而弱，沉则主骨，弱则主筋；沉则为肾，弱则为肝。

味酸则伤筋，筋伤则缓，名曰泄。咸则伤骨，骨伤则痿，名曰枯。枯泄相搏，名曰断泄。荣气不通，卫不独行，荣卫俱微，三焦无所御，四属断绝，身体羸瘦，独足肿大，黄汗出，胫冷假令发热，便为历节也。病历节，疼痛不可屈伸，乌头汤主之。

诸肢节疼痛，身体尫羸，脚肿如脱，头眩短气，温温欲吐，桂枝芍药知母汤主之。

平血痹虚劳脉证第六

问曰：血痹从何得之？师曰：夫尊荣人，骨弱肌肤盛，重因疲劳汗出，起卧不时动摇，如被微风，遂得之。形如风状，但其脉自微涩，在寸口、关上小紧，宜针引阳气，令脉和紧去则愈。

血痹，阴阳俱微，寸口、关上微，尺中小紧，外证身体不仁，如风状，黄耆桂枝五物汤主之。

男子平人，脉大为劳。极虚亦为劳。

男子劳之为病，其脉浮大，手足烦热，春夏剧，秋冬差，阴寒精自出，足酸削不能行，少腹虚满。

人年五十、六十，其病脉大者，痹侠背行，苦肠鸣，马刀侠瘿者，皆为劳得之。

男子平人，脉虚弱细微者，喜盗汗出也。

男子面色薄者，主渴及亡血。卒喘悸，其脉浮者，里虚故也。

男子脉虚沉弦，无寒热，短气，里急，小便不利，面色白，时时目瞑，其人喜衄，少腹满，此为劳使之然。

男子脉微弱而涩，为无子，精气清冷。

夫失精家，少腹弦急，阴头寒，目眶痛（一云目眩），发落，脉极虚，芤迟，为清谷，亡血，失精。

脉得诸芤动微紧，男子失精，女子梦交通，桂枝加龙骨牡蛎汤主之。

脉沉小迟，名脱气。其人疾行则喘渴，手足逆寒，腹满，甚则溏泄，食不消化也。

脉弦而大，弦则为减，大则为芤，减则为寒，芤则为虚，寒虚相搏，此名为革。妇人则半产、漏下，男子则亡血、失精。

平消渴小便利淋脉证第七

师曰：厥阴之为病，消渴，气上冲心，心中疼热，饥而不欲食，食即吐，下之不肯止。

寸口脉浮而迟，浮则为虚，迟则为劳。虚则卫气不足，迟则荣气竭。

趺阳脉浮而数，浮则为气，数则消谷而紧（《金匮要略》紧作大坚），气盛则溲数，溲数则紧（《金匮要略》作坚）。坚数相搏，则为消渴。男子消渴，小便反多，以饮一斗，小便一斗，肾气丸主之。

师曰：热在（一作结）下焦则溺血，亦令人淋闭不通。淋之为病，小便如粟状，少腹弦急，痛引脐中。

寸口脉细而数，数则为热，细则为寒，数为强吐。

趺阳脉数，胃中有热，则消谷引食，大便必坚，小便则数。

少阴脉数，妇人则阴中生疮，男子则气淋。

淋家不可发汗，发汗则必便血。

平水气黄汗气分脉证第八

师曰：病有风水，有皮水，有正水，有石水，有黄汗。风水其脉自浮，外证骨节疼痛，其人恶风。皮水，其脉亦浮，外证胕肿，按之没指，不恶风，其腹如鼓（如鼓，一作如故），不满不渴，当发其汗。正水，其脉沉迟，外证自喘。石水，其脉自沉，外证腹满，不喘。黄汗，其脉沉迟，身体发热，胸满，四肢、头面肿，久不愈，必致痈脓。

脉浮而洪。浮则为风，洪则为气，风气相搏，风强则为瘾疹，身体为痒，痒为泄风，久为痂癞。气强则为水，难以俛仰。风气相击，身体洪肿，汗出乃愈。恶风则虚，此为风水；不恶风者，小便通利，上焦有寒，其口多涎，此为黄汗。

寸口脉沉滑者，中有水气，面目肿大有热，名曰风水。视人之目窠上微拥，如新卧起状，其颈脉动，时时咳，按其手足上，陷而不起者，风水。

太阳病，脉浮而紧，法当骨节疼痛，而反不痛，身体反重而酸。其人不渴，汗出即愈，此为风水。恶寒者，此为极虚，发汗得之。渴而不恶寒者，此为皮水。身肿而冷，状如周痹，胸中窒，不能食，反聚痛，暮躁不眠，此为黄汗，痛在骨节。咳而喘，不渴者，此为肺胀。其形如肿，发汗即愈。然诸病此者，渴而下利，小便数者，皆不可发汗。

风水，其脉浮，浮为在表，其人能食，头痛汗出，表无他病，病者言但下重，故从腰以上为和，腰以下当肿及阴，难以屈伸，防己黄芪汤主之。（一云：风水，脉浮身重，汗出恶风者，防己黄芪汤主之）

风水，恶风，一身悉肿，脉浮不渴，续自汗出，而无大热者，越婢汤主之。

师曰：里水者，一身面目洪肿，其脉沉。小便不利，故令病水。假如小便自利，亡津液，故令渴也，越婢加术汤主之。（一云：皮水，其脉沉，头面浮肿，小便不利，故令病水。假令小便自利，亡津液，故令渴也）

皮水之为病，四肢肿，水气在皮肤中，四肢聂聂动者，防己茯苓汤主之。

趺阳脉当伏，今反紧，本自有寒，疝瘕，腹中痛。医反下之，下之则胸满短气。趺阳脉当伏，今反数，本自有热，消谷（一作消渴），小便数，今反不利，此欲作水。寸口脉浮而迟，浮脉热，迟脉潜，热潜相搏，名曰沉。趺阳脉浮而数，浮脉热，数脉止，热止相搏，名曰伏。沉伏相搏，名曰水。沉则络脉虚，伏则小便难，虚难相搏，水走皮肤，则为水矣。

寸口脉弦而紧，弦则卫气不行，卫气不行则恶寒，水不沾流，走在肠间。

少阴脉紧而沉，紧则为痛，沉则为水，小便即难。师曰：脉得诸沉者，当责有水，身体肿重，水病脉出者，死。

夫水病人，目下有卧蚕，面目鲜泽，脉伏，其人消渴，病水腹大，小便不利，其脉沉绝者，有水，可下之。

问曰：病下利后，渴饮水，小便不利，腹满阴肿者，何也？答曰：此法当病水，若小便自利及汗出者，自当愈。

水之为病，其脉沉小属少阴。浮者为风，无水虚胀者为气。水发其汗即已。沉者与附子麻黄汤，浮者与杏子汤。

心水者，其身重而少气，不得卧，烦而躁，其阴大肿。

肝水者，其腹大，不能自转侧，胁下腹中痛，时时津液微生，小便续通。

肺水者，其身肿，小便难，时时鸭溏。

脾水者，其腹大，四肢苦重，津液不生，但苦少气，小便难。

肾水者，其腹大脐肿，腰痛不得溺，阴下湿，如牛鼻上汗，其足逆冷，面反瘦（一云大便反坚）。

师曰：诸有水者，腰以下肿，当利小便，腰以上肿，当发汗乃愈。

师曰：寸口脉沉而迟，沉则为水，迟则为寒，寒水相搏，趺阳脉伏，水谷不化，脾气衰则鹜溏，胃气衰则身肿。少阳脉革，少阴脉细，男子则小便不利，妇人则经水不通。经为血，血不利则为水，名曰血分。

问曰：病者若水，面目身体四肢皆肿，小便不利，师脉之不言水，反言胸中痛，气上冲咽，状如炙肉，当微咳喘，审如师言，其脉何类？师曰：寸口脉沉而紧，沉为水，紧为寒，沉紧相搏，结在关元，始时尚微，年盛不觉，阳衰之后，荣卫相干，阳损阴盛，结寒微动，肾气上冲，咽喉寒噎，胁下急痛。医以为留饮而大下之，气系不去，其病不除。复重吐之，胃家虚烦，咽燥欲饮水，小便不利，水谷不化，面目手足浮肿，又与葶苈丸下水，当时如小差，食饮过度，肿复如前，胸胁苦痛，象若奔豚，其水扬溢，则浮咳喘逆。当先攻击冲气，令止，乃治咳，咳止其喘自差。先治新病，病当在后。（言当先治本病也，如治新病则病难已）

黄汗之病，身体洪肿（一作重），发热，汗出而渴（而渴，一作不渴），状如风水，汗沾衣，色正黄如蘗汁，其脉自沉。

问曰：黄汗之病，从何得之？师曰：以汗出入水中浴，水从汗孔入得之。黄耆芍药桂枝苦酒汤主之。

黄汗之病，两胫自冷，假令发热，此属历节。食已汗出，又身常暮卧盗汗出者，此荣气也。若汗出已，反发热者，久久其身必甲错。发热不止者，必生恶疮。若身重，汗出已辄轻者，久久必身瞤，瞤则胸中痛，又从腰以上必汗出，下无汗，腰髋弛痛，如有物在皮中状，剧者不能食，身疼重，烦躁，小便不利，此为黄汗，桂枝加黄芪汤主之。

寸口脉迟而涩，迟则为寒，涩则为血不足。趺阳脉微而迟，微则为气，迟则为寒。寒气不足，则手足逆冷，手足逆冷，则荣卫不利，荣卫不利，则腹满胁鸣相逐，气转膀胱，荣卫俱劳，阳气不通则身冷，阴气不通则骨疼。阳气前通则恶寒，阴气前通则痹不仁。阴阳相得，其气乃行，大气一转，其气乃散。实则矢气，虚则遗溺，名曰气分。气分，心下坚，大如盘，边如旋杯，水饮所作，桂枝去芍药加麻黄细辛附子汤主之。或枳实术汤主之。

平黄疸寒热症脉证第九

凡黄候，其寸口脉近掌无脉，口鼻冷，并不可治。脉沉，渴欲饮水，小便不利者，皆发黄。

腹满，舌痿黄，躁不得睡，属黄家。

师曰：病黄疸，发热烦喘，胸满口燥者，以发病时，火劫其汗，两热相得。然黄家所得，从湿得之。一身尽发热而黄，肚热，热在里，当下之。

师曰：黄疸之病，当以十八日为期，治之十日以上为差，反剧为难治。

又曰：疸而渴者，其疸难治。疸而不渴者，其疸可治。发于阴部，其人必呕；发于阳部，其人振寒而发热也。

师曰：诸病黄家，但利其小便。假令脉浮，当以汗解之，宜桂枝加黄芪汤。又男子黄，小便自利，当与小建中汤。

黄疸腹满，小便不利而赤，自汗出，此为表和里实。当下之，宜大黄黄柏栀子芒硝汤。

黄疸病，小便色不变，欲自利，腹满而喘，不可除热，热除必哕。哕者，小半夏汤主之。

夫病酒黄疸，必小便不利，其候，心中热，足下热，是其证也。

心中懊忱而热，不能食，时欲吐，名曰酒疸。

酒黄疸者，或无热，靖言了了，腹满欲吐，鼻燥。其脉浮者，先吐之；沉弦者，先下之。

酒疸，心中热，欲吐者，吐之即愈。

酒疸，黄色，心下结实而烦。

酒疸下之，久久为黑疸，目青面黑，中心如噉蒜虀状，大便正黑，皮肤爪之不仁。其脉浮弱，虽黑微黄，故知之。

寸口脉微而弱，微则恶寒，弱则发热。当发不发，骨节疼痛；当烦不烦，而极汗出。趺阳脉缓而迟，胃气反强。少阴脉微，微则伤精，阴气寒冷，少阴不足，谷气反强，饱则烦满满则发热，客热消谷，发已腹饥，热则腹满，微则伤精，谷强则瘦，名曰谷寒热。

阳明病，脉迟者，食难用饱，饱则发寒。头眩者，必小便难，此欲作谷疸。虽下之，腹满如故，所以然者，脉迟故也。

师曰：寸口脉浮而缓，浮则为风，缓则为痹。痹非中风，四肢苦烦，脾色必黄，瘀热以行。

趺阳脉紧而数，数则为热，热则消谷；紧则为寒，食即腹满。尺脉浮为伤肾，趺阳脉紧为伤脾。风寒相搏，食谷则眩，谷气不消，胃中苦浊，浊气下流，小便不通。阴被其寒，热流膀胱，身体尽黄，名曰谷疸。

额上黑，微汗出，手足中热，薄暮则发，膀胱急，小便自利，名曰女劳疸。腹如水状，不治。

黄家，日晡所发热，而反恶寒，此为女劳得之。膀胱急，少腹满，身尽黄，额上黑，足下热，因作黑疸。其腹胀如水状，大便必黑，时溏，此女劳之病，非水也。腹满者难治。硝石矾石散主之。

夫疟脉自弦也，弦数者多热，弦迟者多寒。弦小紧者可下之，弦迟者可温药，若脉紧数者，可发汗，针灸之。浮大者，可吐之。脉弦数者，风发也，以饮食消息止之。

疟病结为癥瘕，名曰疟母，鳖甲煎丸主之。

疟但见热者，温疟也。其脉平，身无寒但热，骨节疼烦，时呕，朝发暮解，暮发朝解，名曰温疟，白虎加桂枝汤主之。

疟多寒者，牡疟也，蜀漆散主之。

平胸痹心痛短气贲豚脉证第十

师曰：夫脉当取太过与不及，阳微阴弦，则胸痹而痛。所以然者，责其极虚也。今阳虚知在上焦，所以胸痹心痛者，以其脉阴弦故也。

胸痹之病，喘息咳唾，胸痹痛，短气，寸口脉沉而迟，关上小紧数者，栝楼薤白白酒汤主之。

平人无寒热，短气不足以息者，实也。

贲豚病者，从少腹起，上冲咽喉，发作时欲死复止，皆从惊得。其气上冲胸腹痛，及往来寒热，贲豚汤主之。

师曰：病有贲豚，有吐脓，有惊怖，有火邪，此四部病皆从惊发得之。

平腹满寒疝宿食脉证第十一

趺阳脉微弦，法当腹满，不满者必下部闭塞，大便难，两胠（一云脚）疼痛，此虚寒从下上也，当以温药服之。病者腹满，按之不痛为虚，痛者为实，可下之。舌黄未下者，下之黄自去。腹满时减，减复如故，此为寒，当与温药。

趺阳脉紧而浮，紧则为痛，浮则为虚，虚则肠鸣，紧则坚满。

脉双弦而迟者，必心下坚。脉大而紧者，阳中有阴也，可下之。

病腹中满痛为实，当下之。

腹满不减，减不足言，当下之。

病腹满，发热十数日，脉浮而数，饮食如故，厚朴三物汤主之。腹满痛，厚朴七物汤主之。

寸口脉迟而缓，迟则为寒，缓则为气，气寒相搏，转绞而痛。

寸口脉迟而涩，迟为寒，涩为无血。

夫中寒家喜欠，其人清涕出，发热色和者，善嚏。中寒，其人下利，以里虚也，欲嚏不能，此人肚中寒。（一作痛）

夫瘦人绕脐痛，必有风冷，谷气不行，而反下之，其气必冲。不冲者，心下则痞。

寸口脉弦者，则胁下拘急而痛，其人啬啬恶寒也。

寸口脉浮而滑，头中痛。趺阳脉缓而迟，缓则为寒，迟则为虚，虚寒相搏，则欲食温，假令食冷，则咽痛。

寸口脉微，尺中紧而涩，紧则为寒，微则为虚，涩则血不足，故知发汗而复下之也。紧在中央，知寒尚在，此本寒气，何为发汗复下之耶？

夫脉浮而紧，乃弦，状如弓弦，按之不移。脉数弦者，当下其寒。胁下偏痛，其脉紧弦，此寒也，以温药下之，宜大黄附子汤。

寸口脉弦而紧，弦则卫气不行，卫气不行则恶寒，则不欲食，弦紧相搏，此为寒疝。

趺阳脉浮而迟，浮则为风虚，迟则为寒疝，寒疝绕脐痛，若发则自汗出，手足厥寒，其脉沉弦者，大乌头汤主之。

问曰：人病有宿食，何以别之，师曰：寸口脉浮大，按之反涩，尺中亦微而涩，故知有宿食。

寸口脉紧如转索，左右无常者，有宿食。

寸口脉紧，即头痛风寒，或腹中有宿食不化。

脉滑而数者，实也，有宿食，当下之。

下利，不欲饮食者，有宿食，当下之。

大下后六、七日不大便，烦不解，腹满痛，此有燥屎也。所以然者，本有宿食故也。

宿食在上管，当吐之。

平五脏积聚脉证第十二

问曰：病有积、有聚、有系（系一作縠，下同），气何谓也？师曰：积者，脏病也，终不移；聚者，腑病也，发作有时，展转痛移，为可治；系气者，胁下痛，按之则愈，愈复发为系气。夫病已愈，不得复发，今病得发，即为系气也。

诸积大法，脉来细而附骨者，乃积也（细，一作结）。寸口，积在胸中。微出寸口，积在喉中。关上，积在脐旁。上关上，积在心下。微下关，积在少腹。尺，积在背气街。脉出在左，积在左，脉出在右，积在右，脉两出，积在中央。各以其部处之。

诊得肺积，脉浮而毛，按之辟易，胁下气逆，背相引痛，少气，善忘，目瞑，皮肤寒，秋差夏剧，主皮中时痛，如虱缘之状，甚者如针刺，时痒，其色白。

诊得心积，脉沉而芤，上下无常处，病胸满悸，腹中热，面赤嗌干，心烦，掌中热，甚即唾血，主身瘈疭，主血厥，夏差冬剧，其色赤。

诊得脾积，脉浮大而长，饥则减，饱则见，膜起与谷争减，心下累累如桃李，起见于外，腹满呕泄，肠鸣，四肢重，足胫肿，厥不能卧起，主肌肉损，其色黄。

诊得肝积，脉弦而细，两胁下痛，邪走心下，足肿寒，胁痛引小腹，男子积疝，女子瘕淋，身无膏泽，喜转筋，爪甲枯黑，春瘥秋剧，其色青。

诊得肾积，脉沉而急，苦脊与腰相引痛，饥则见，饱则减，小腹里急，口干，咽肿伤烂，目眕眕，骨中寒，主髓厥，善忘，其色黑。

寸口脉沉而横者，胁下及腹中有横积痛，其脉弦，腹中急痛，腰背痛相引，腹中有寒，疝瘕。脉弦紧而微细，癥也。夫寒痹、癥瘕、积聚之脉，皆弦紧。若在心下，即寸弦紧；在胃管，即关弦紧；在脐下，即尺弦紧。（一曰：关脉弦长，有积在脐左右上下也）

又脉癥法，左手脉横，癥在左，右手脉横，癥在右；脉头大者在上，头小者在下。

又法：横脉见左，积在右，见右积在左。偏得横实而滑，亦为积。弦紧亦为积，为寒痹，为疝痛。内有积不见脉，难治，见一脉相应，为易治，诸不相应，为不治。

左手脉大，右手脉小，上病在左胁，下病在左足。右手脉大，左手脉小，上病在右胁，下病在右足。

脉弦而伏者，腹中有癥，不可转也。必死不治。

脉来细而沉，时直者，身有痈肿，若腹中有伏梁。

脉来小沉而实者，胃中有积聚，不下食，食即吐。

平惊悸衄吐下血胸满瘀血脉证第十三

寸口脉动而弱，动则为惊，弱则为悸。

趺阳脉微而浮，浮则胃气虚，微则不能食，此恐惧之脉，忧迫所作也。惊生病者，其脉止而复来，其人目睛不转，不能呼气。

寸口脉紧，趺阳脉虚，胃气则虚。

寸口脉紧，寒之实也。寒在上焦，胸中必满而噫。胃气虚者，趺阳脉浮，少阳脉紧，心下必悸。何以言之？寒水相搏，二气相争，是以悸。脉得诸涩濡弱，为亡血。

寸口脉弦而大，弦则为减，大则为芤。减则为寒，芤则为虚。寒虚相搏，此名为革。妇人则半产漏下，男子则亡血。

亡血家，不可攻其表，汗出则寒栗而振。问曰：病衄连日不止，其脉何类？师曰：脉来轻轻在肌肉，尺中自溢（一云尺脉浮），目睛晕黄，衄必未止，晕黄去，目睛慧了，知衄今止。

师曰：从春至夏发衄者太阳，从秋至冬发衄者阳明。

寸口脉微弱，尺脉涩弱，则发热，涩为无血，其人必厥，微呕。夫厥，当眩不眩，而反头痛，痛为实，下虚上实必衄也。

太阳脉大而浮，必衄、吐血。

病人面无血色，无寒热，脉沉弦者，衄也。

衄家，不可发其汗，汗出必额上促急而紧，直视而不能眴，不得眠。

脉浮弱，手按之绝者，下血，烦咳者，必吐血。

寸口脉微而弱，气血俱虚，男子则吐血，女子则下血。呕吐、汗出者，为可治。

趺阳脉微而弱，春以胃气为本，吐利者为可，不者，此为有水气，其腹必满，小便则难。

病人身热，脉小绝者，吐血，若下血，妇人亡经，此为寒，脉迟者，胸上有寒，噫气喜唾。

脉有阴[1]阳、趺阳、少阴脉皆微，其人不吐下，必亡血。

脉沉为在里，荣卫内结，胸满，必吐血。

---

[1]阴：原本作"手"，据人卫本改。

男子盛大，其脉阴[1]阳微，趺阳亦微，独少阴浮大，必便血而失精。设言淋者，当小便不利。

趺阳脉弦，必肠痔下血。

病人胸满，唇痿，舌青，口燥，其人但欲漱水，不欲咽，无寒热，脉微大来迟，腹不满，其人言我满，为有瘀血。当出汗不出，内结亦为瘀血。病者如热状。烦满，口干燥而渴，其脉反无热，此为阴伏，是瘀血也，当下之。

下血，先见血，后见便，此近血也；先见便，后见血，此远血也。

平呕吐哕下利脉证第十四

呕而脉弱，小便复利，身有微热，见厥者，难治。

趺阳脉浮者，胃气虚，寒气在上，暖气在下，二气并争，但出不入，其人即呕而不得食，恐怖而死，宽缓即瘥。

夫呕家有痈脓者，不可治呕，脓尽自愈。

先呕却渴者，此为欲解。先渴却呕者，为水停心下，此属饮家。呕家本渴，今反不渴者，以心下有支饮也。

问曰：病人脉数，数为热，当消谷引食，而反吐者，何也？师曰：以发其汗，令阳微，膈气虚，脉乃数，数为客热，不能消谷，胃中虚冷，故吐也。

阳紧阴数，其人食已即吐，阳浮而数，亦为吐。

寸紧尺涩，其人胸满，不能食而吐，吐止者为下之，故不能食，设言未止者，此为胃反，故尺为之微涩也。

寸口脉紧而芤，紧则为寒，芤则为虚，虚寒相搏，脉为阴结

---

[1]阴：原本作"手"，据人卫本改。

而迟，其人则噎。关上脉数，其人则吐。

脉弦者，虚也。胃气无余，朝食暮吐，变为胃反，寒在于上，医反下之，今脉反弦，故名曰虚。

趺阳脉微而涩，微则下利，涩则吐逆，谷不得入也。

寸口脉微而数，微则无气，无气则荣虚，荣虚则血不足，血不足则胸中冷。趺阳脉浮而涩，浮则为虚，涩则伤脾，脾伤则不磨，朝食暮吐，暮食朝吐，宿谷不化，名曰胃反。脉紧而涩，其病难治。

夫吐家，脉来形状如新卧起。

病人欲吐者，不可下之。

呕吐而病在膈上，后思水者，解，急与之。思水者，猪苓散主之。

哕而腹满，视其前后，知何部不利，利之即愈。

夫六腑气绝于外者，手足寒，上气，脚缩。五脏气绝于内者，下利不禁，下甚者，手足不仁。

下利，脉沉弦者，下重，其脉大者，为未止。脉微弱数者，为欲自止，虽发热不死。

脉滑，按之虚绝者，其人必下利。

下利，有微热，其人渴。脉弱者，今自愈。

下利，脉数，若微发热，汗自出者，自愈。设脉复紧，为未解。下利，寸脉反浮数，尺中自涩，其人必清脓血。

下利，手足厥，无脉，灸之不温，若脉不还，反微喘者，死。少阴负趺阳者为顺也。

下利，脉数而浮（一作渴）者，今自愈。设不瘥，其人必清脓血，以有热故也。

下利后，脉绝，手足厥冷，晬时脉还，手中温者，生。脉不还者，死。

下利，脉反弦，发热身汗者，自愈。

下利热者，当利其小便。

下利清谷，不可攻其表，汗出必胀满，其脏寒者，当温之。

下利，脉沉而迟，其人面少赤，身有微热。

下利清谷，必郁冒，汗出而解，其人微厥。所以然者，其面戴阳，下虚故也。

下利，腹胀满，身体疼痛，先温其里，乃攻其表。

下利，脉迟而滑者，实也。利未欲止，当下之。

下利，脉反滑者，当有所去。下乃愈。

下利瘥，至其年、月、日、时复发，此为病不尽，当复下之。

下利而谵语，为有燥屎也，宜下之。

下利而腹痛满，为寒实，当下之。

下利，腹中坚者，当下之。

下利后更烦，按其心下濡者，为虚烦也。

下利后，脉三部皆平，按其心下坚者，可下之。

下利，脉浮大者，虚也，以强下之故也。设脉浮革，因尔肠鸣，当温之。

病者痿黄，躁而不渴，胃中寒实，而下利不止者，死。

夫风寒下者，不可下之。下之后，心下坚痛。脉迟者，为寒，但当温之。脉沉紧，下之亦然。脉大浮弦，下之当已。

平肺痿肺痈咳逆上气淡饮脉证第十五

问曰：热在上焦者，因咳为肺痿。肺痿之病，从何得之？师曰：或从汗出，或从呕吐，或从消渴，小便利数，或从便难，数被駃药下利，重亡津液，故得之。

寸口脉不出，反而发汗，阳脉早索，阴脉不涩，三焦踟蹰，入而不出，阴脉不涩，身体反冷，其内反烦，多吐，唇燥，小便反难，此为肺痿。伤于津液，便如烂瓜，亦如豚脑，但坐发汗故也。

肺痿，其人欲咳不得咳，咳则出干沫，久久小便不利，甚则脉浮弱。

肺痿，吐涎沫而不咳者，其人不渴，必遗溺，小便数。所以然者，以上虚不能制下也，此为肺中冷，必眩，多涎唾，甘草干姜汤以温其脏。师曰：肺痿咳唾，咽燥欲饮水者，自愈。自张口者，短气也。

咳而口中自有津液，舌上胎滑，此为浮寒，非肺痿也。

问曰：寸口脉数，其人咳，口中反有浊唾、涎沫者，何也？师曰：此为肺痿之病。若口中辟辟燥，咳则胸中隐隐痛，脉反滑数，此为肺痈。

咳唾脓血，脉数虚者，为肺痿；脉数实者，为肺痈。

问曰：病咳逆，脉之何以知此为肺痈？当有脓血，吐之则死，后竟吐脓死。其脉何类？师曰：寸口脉微而数，微则为风，数则为热；微则汗出，数则恶寒。风中于卫，呼吸不入；热过于荣，吸而不出。风伤皮毛，热伤血脉。风舍于肺，其人则咳，口干，喘满，咽燥不渴，多唾浊沫，时时振寒。热之所过，血为凝滞，畜结痈脓，吐如米粥。始萌可救，脓成则死。

咳而胸满，振寒，脉数，咽干不渴，时时出浊唾腥臭，久久吐脓如粳米粥者，为肺痈，桔梗汤主之。

肺痈，胸满胀，一身面目浮肿，鼻塞清涕出，不闻香鼻酸辛，咳逆上气，喘鸣迫塞，葶苈大枣泻肺汤主之。

寸口脉数，趺阳脉紧，寒热相搏，故振寒而咳。

趺阳脉浮缓，胃气如经，此为肺痈。

问曰：振寒发热，寸口脉滑而数，其人饮食起居如故，此为痈肿病。医反不知，而以伤寒治之，应不愈也。何以知有脓？脓之所在，何以别知其处？师曰：假令脓在胸中者，为肺痈。其人脉数，咳唾有脓血。设脓未成，其脉自紧数。紧去但数，脓为已成也。

夫病吐血，喘咳上气，其脉数，有热，不得卧者，死。上气，面浮肿，肩息，其脉浮大，不治。又加利尤甚。上气燥而喘者，属肺胀，欲作风水，发汗则愈。（一云：咳而上气，肺胀，其脉沉，心下有水气也。《千金》《要略》《外台》沉作浮）

夫酒客咳者，必致吐血，此坐极饮过度所致也。

咳家，脉弦为有水，可与十枣汤下之。咳而脉浮，其人不渴不食，如是四十日乃已（一云三十日）。咳而时发热，脉卒弦者，非虚也。此为胸中寒实所致也，当吐之。咳家，其脉弦，欲行吐药，当相人强弱而无热，乃可吐之。其脉沉者，不可发汗。久咳数岁，其脉弱者，可治；实大数者，不可治。其脉虚者，必苦冒，其人本有支饮在胸中故也，治属饮家。

问曰：夫饮有四，何谓也？师曰：有痰饮（一云留饮），有悬饮，有溢饮，有支饮。问曰：四饮何以为异？师曰：其人素盛今瘦，水走肠间，沥沥有声谓之痰饮。饮后水流在胁下，咳唾引痛，谓之悬饮。饮水流行，归于四肢，当汗出而不汗出，身体疼重，谓之溢饮。咳逆倚息，短气不得卧，其形如肿，谓之支饮。

留饮者，胁下痛引缺盆，咳嗽转盛。（一云辄已）

胸中有留饮，其人短气而渴，四肢历节痛，其脉沉者，有留饮。

夫心下有留饮，其人背寒冷大如手。

病者脉伏，其人欲自利，利者反快，虽利，心下续坚满，此为留饮欲去故也。甘遂半夏汤主之。

病痰饮者，当以温药和之。

心下有痰饮，胸胁支满，目眩，甘草汤主之。

病溢饮者，当发其汗，小青龙汤主之。

支饮，亦喘而不能卧，加短气，其脉平也。

膈间支饮，其人喘满，心下痞坚，面色黧黑，其脉沉紧，得之数十日，医吐下之，不愈，木防己汤主之。

呕家本渴，渴者为欲解，今反不渴，心下有支饮故也，小半夏汤主之。心下有支饮，其人苦冒眩，泽泻汤主之。

夫有支饮家，咳烦，胸中痛者，不卒死，至一百日或一岁，可与十枣汤。

膈上之病，满喘咳吐，发则寒热，背痛，腰疼，目泣自出（目泣自出，一作目眩），其人振振身瞤剧，必有伏饮。

夫病人饮水多，必暴喘满。凡食少饮多，心下水停，甚者则悸，微者短气。

脉双弦者，寒也。皆大下后喜虚。脉偏弦者，饮也。肺饮不弦，但喜喘短气。

病人一臂不遂，时复转移在一臂，其脉沉细，非风也。必有饮在上焦。其脉虚者为微劳，荣卫气不周故也，久久自差。（一云：冬自差）

腹满，口舌干燥，此肠间有水气也，防己椒目葶苈大黄丸主之。假令瘦人脐下悸，吐涎沫而癫眩者，水也，五苓散主之。

先渴却呕，为水停心下，此属饮家，半夏加茯苓汤主之。

水在心，心下坚筑短气，恶水不欲饮。水在肺，吐涎沫欲饮水。水在脾，少气身重。水在肝，胁下支满，嚏而痛。水在肾，心下悸。

平痈肿肠痈金疮浸淫脉证第十六

脉数，身无热，内有痈也。薏苡附子败酱汤主之。

诸浮数脉，应当发热，而反洒淅恶寒，若有痛处，当发其痈。

脉微而迟，必发热，弱而数，为振寒，当发痈肿。

脉浮而数，身体无热，其形嘿嘿，胸中微燥，不知痛之所在，此人当发痈肿。

脉滑而数，数则为热，滑则为实，滑则主荣，数则主卫，荣卫相逢，则结为痈。热之所过，则为脓也。

师曰：诸痈肿，欲知有脓与无脓，以手掩肿上，热者为有脓，不热者为无脓也。

问曰：官羽林妇病，医脉之，何以知妇人肠中有脓，为下之则愈？师曰：寸口脉滑而数，滑则为实，数则为热，滑则为荣，数则为卫，卫数下降，荣滑上升。荣卫相干，血为浊败，少腹痞坚，小便或涩，或时汗出，或复恶寒，脓为已成。设脉迟紧，紧为瘀血，血下则愈。

肠痈之为病，其身体甲错，腹皮急，按之濡如肿状。肠痈者，少腹肿，按之则痛，小便数如淋，时时发热，自汗出，复恶寒，其脉迟紧者，脓未成，可下之，当有血。脉洪数者，脓已成，不可下也，大黄牡丹汤主之。

问曰：寸口脉微而涩，法当亡血，若汗出，设不汗者云何？答曰：若身有疮，被刀器所伤，亡血故也。

浸淫疮，从口起流向四肢者，可治；从四肢流来入口者，不可治。

卷九

平妊娠分别男女将产诸证第一

脉平而虚者，乳子法也。经云：阴搏阳别，谓之有子。此是血气和调，阳施阴化也。诊其手少阴脉动甚者，妊子也。

少阴，心脉也。心主血脉，又肾名胞门子户，尺中肾脉也，尺中之脉，按之不绝，法妊娠也。三部脉沉浮正等，按之无绝者，有娠也。妊娠初时，寸微小，呼吸五至。三月而尺数也。脉滑疾，重以手按之散者，胎已三月也。脉重手按之不散，但疾不滑者，五月也。

妇人妊娠四月，欲知男女法，左疾为男，右疾为女，俱疾为生二子。

又法：得太阴脉为男，得太阳脉为女。太阴脉沉，太阳脉浮。

又法：左手沉实为男，右手浮大为女。左右手俱沉实，猥生二男，左右手俱浮大，猥生二女。

又法：尺脉左偏大为男，右偏大为女，左右俱大产二子。大者如实状。

又法：左右尺俱浮，为产二男，不尔则女作男生。左右尺俱沉为产二女，不尔则男作女生也。

又法：遣妊娠人面南行，还复呼之，左回首者是男，右回首者是女也。

又法：看上圊时，夫从后急呼之，左回首是男，右回首是女也。

又法：妇人妊娠，其夫左乳房有核是男，右乳房有核是女也。

妇人怀妊离经，其脉浮，设腹痛引腰脊，为今欲生也。但离经者，不病也。

又法：妇人欲生，其脉离经，半夜觉，日中则生也。

平妊娠胎动血分水分吐下腹痛证第二

妇人怀胎，一月之时，足厥阴脉养。二月，足少阳脉养。三月，手心主脉养。四月，手少阳脉养。五月，足太阴脉养。六月，足阳明脉养。七月，手太阴脉养。八月，手阳明脉养。九月，足少阴脉养。十月，足太阳脉养。诸阴阳各养三十日活儿。手太阳、少阴不养者，下主月水，上为乳汁，活儿养母。怀娠者不可灸刺其经，必堕胎。

妇人怀娠三月而渴，其脉反迟者，欲为水分。复腹痛者，必堕胎。

脉浮汗出者，必闭。其脉数者，必发痈脓。五月、六月脉数者，必向坏。脉紧者，必胞满。脉迟者，必腹满而喘。脉浮者，必水坏为肿。

问曰：有一妇人，年二十所，其脉浮数，发热呕咳，时下利，不欲食。脉复浮，经水绝，何也？师曰：法当有娠，何以故？此虚家法当微弱，而反浮数，此为戴阳。阴阳和合，法当有娠。到立秋，热当自去。何以知然？数则为热，热者是火，火是木之子，死于未。未为六月位，土王，火休废，阴气生，秋节气至，火气当罢，热自除去，其病即愈。

师曰：乳后三月有所见，后三月来，脉无所见，此便是躯。有儿者护之，恐病利也，何以故？怀身阳气内养，乳中虚冷。故令儿利。

　　妇人怀娠，六月、七月，脉弦发热，其胎踰腹，腹痛恶寒，寒者小腹如扇之状。所以然者，子脏开故也，当以附子汤温其脏。

　　妇人妊娠七月，脉实大牢强者生，沉细者死。

　　妇人妊娠八月，脉实大牢强弦紧者生，沉细者死。

　　妇人怀躯六月、七月，暴下斗余水，其胎必倚而堕。此非时，孤浆预下故也。

　　师曰：寸口脉洪而涩，洪则为气，涩则为血。气动丹田，其形即温。涩在于下，胎冷若冰。阳气胎活，阴气必终。欲别阴阳，其下必殭。假令阳终，畜然若杯。

　　问曰：妇人妊娠病，师脉之，何以知此妇人双胎，其一独死，其一独生？而为下其死者，其病即愈，然后竟免躯，其脉何类？何以别之？

　　师曰：寸口脉，卫气平调，荣气缓舒。阳施阴化，精盛有余，阴阳俱盛，故成双躯。今少阴微紧，血即浊凝，经养不周，胎则偏夭。少腹冷满，膝膑疼痛，腰重起难，此为血痹。若不早去，害母失胎。

　　师曰：妇人有胎腹痛，其人不安，若胎病不长，欲知生死，令人摸之，如覆杯者则男，如肘头参差起者女也。冷在何面？冷者为死，温者为生。

　　师曰：妇人有漏下者，有半生后，因续下血，都不绝者，有妊娠下血者。假令妊娠腹中痛，为胞漏（一作阻），胶艾汤主之。

　　妇人妊娠，经断三月，而得漏下，下血四五日不止，胎欲动，在于脐上，此为癥痼害。妊娠六月动者，前三月经水利时胎也。下血者，后断三月，衃也，所以下血不止者，其癥不去故也。当下其癥，宜桂枝茯苓丸。

问曰：妇人病，经水断一、二月，而反经来，今脉反微涩，何也？师曰：此前月中，若当下利，故令妨经。利止，月经当自下，此非躯也。

妇人经自断而有躯，其脉反弦，恐其后必大下，不成躯也。

妇人怀躯，七月而不可知，时时衄血而转筋者，此为躯也。衄时嚏而动者，非躯也。

脉来近去远，故曰反，以为有躯，而反断，此为有阳无阴故也。

妇人经月下，但为微少。师脉之，反言有躯，其后审然，其脉何类？何以别之？师曰：寸口脉阴阳俱平，荣卫调和，按之滑，浮之则轻，阳明、少阴，各如经法，身反洒淅，不欲食饮，头痛心乱，呕哕欲吐，呼则微数，吸则不惊，阳多气溢，阴滑气盛，滑则多实，六经养成，所以月见，阴见阳精，汁凝胞散，散者损堕。设复阳盛，双妊二胎。今阳不足，故令激经也。

妇人妊娠，小便难，饮如故，当归贝母苦参丸主之。

妇人妊娠有水气，身重，小便不利，洒洒恶寒，起即头眩，葵子茯苓汤主之。

妇人妊娠，宜服当归散，即易产无疾苦。

师曰：有一妇人来诊（一作脉），自道经断不来。师言：一月为衃，二月为血，三月为居经。是定作躯也，或为血积，譬如鸡乳子，热者为禄，寒者多浊，且当须后月复来，经当入月几日来。假令以七日所来，因言且须后月十日所来相问。设其主复来者，因脉之，脉反沉而涩，因问曾经半生，若漏下亡血者，定为有躯。其人言实有是，宜当护之。今经微弱，恐复不安。设言当奈何？当为合药治之。

师曰：有一妇人来诊，自道经断，脉之，师曰：一月血为闭，二月若有若无，三月为血积，譬如鸡伏子，中寒即浊，其热即禄，欲令胎寿，当治其母，侠寒怀子，命不寿也。譬如鸡伏子，试取鸡一毛拔去，覆子不偏，中寒者浊。今夫人有躯，少腹寒，手掌反逆，奈何得有躯？妇人因言，当奈何？师曰：当与温经汤。设与夫家俱来者，有躯。与父母家俱来者，当言寒多，久不作躯。

师曰：有一妇人来诊，因言阴阳俱和调，阳气长，阴气短，但出不入，去近来远，故曰反。以为有躯，偏反血断，断来几日，假令审实者，因言急当治，恐经复下。设令宫中人，若寡妇无夫，曾夜梦交通，邪气或怀久作癥瘕，急当治，下服耳汤。设复不愈，因言发汤，当中。下胎而反不下，此何等意邪？可使且将视赤乌（一作赤马）。师曰：若宫里张氏不瘥，复来相问。（臣亿等详此文理脱误不属，无本可校，以示阙疑。余皆仿此）。

师曰：脉妇人得平脉，阴脉小弱，其人渴，不能食，无寒热，名为躯，桂枝主之，法六十日当有娠。设有医治逆者，却一月加吐下者，则绝之。方在《伤寒》中。

妇人脉平而虚者，乳子法也。平而微者实，奄续法也。而反微涩，其人不亡血、下利，而反甚，其脉虚，但坐乳大儿及乳小儿，此自其常，不能令甚虚竭，病与亡血虚等，必眩冒而短气也。

师曰：有一妇人好装衣来诊，而得脉涩，因问曾乳子下利，乃当得此脉耳，曾半生漏下者，可。设不者，经断三月、六月。设乳子漏下，可为奄续，断小儿勿乳，须利止复来相问，脉之。

师曰：寸口脉微迟，尺微于寸，寸迟为寒，在上焦，但当吐耳。今尺反虚，复为强下之，如此，发胸而痛者，必吐血，少腹痛、腰脊痛者，必下血。师曰：寸口脉微而弱，气血俱虚，若下血、呕吐、汗出者可；不者，趺阳脉微而弱。春以胃气为本，吐利者可；不者，此为水气，其腹必满，小便则难。

妇人常呕吐而胃反，若常喘（一作多唾），其经又断，设来者，必少。

师曰：有一妇人，年六十所，经水常自下，设久得病利，少腹坚满者为难治。

师曰：有一妇人来诊，言经水少，不如前者，何也？师曰：曾更下利，若汗出、小便利者可。何以故？师曰：亡其津液，故令经水少。设经下反多于前者，当所苦困。当言恐大便难，身无复汗也。

师曰：寸口脉沉而迟，沉则为水，迟则为寒，寒水相搏，趺阳脉伏，水谷不化，脾气衰则鹜溏，胃气衰则身体肿。少阳脉革，少阴脉细，男子则小便不利，妇人则经水不通，经为血，血不利则为水，名曰血分。（一作水分）

师曰：寸口脉沉而数，数则为出，沉则为入，出则为阳实，入则为阴结。趺阳脉微而弦，微则无胃气，弦则不得息。少阴脉沉而滑，沉则为在里，滑则为实，沉滑相搏，血结胞门，其藏不泻，经络不通，名曰血分。

问曰：病有血分。何谓也？师曰：经水前断，后病水，名曰血分。此病为难治。

问曰：病有水分，何谓也？师曰：先病水，后经水断，名曰水分，此病易治。何以故？去水，其经自当下。

脉濡而弱，弱反在关，濡反在巅。迟在上，紧在下。迟则为寒，名曰浑。阳浊则湿，名曰雾。紧则阴气栗，脉反濡弱，濡则中湿，弱则中寒，寒湿相搏，名曰痹。腰脊骨节苦烦，肌为不仁，此当为痹。而反怀躯，迟归经，体重，以下脚为胕肿，按之没指，腰冷不仁，此为水怀。喘则倚息，小便不通，紧脉为呕，血气无余，此为水分。荣卫乖亡，此为非躯。

平产后诸病郁冒中风发热烦呕下利证第三

问曰：新产妇人有三病：一者病痓（亦作痉），二者病郁冒，三者大便难，何谓也？师曰：新产亡血虚，多汗出，喜中风，故令病痓。何故郁冒？师曰：亡血复汗，寒多，故令郁冒。何故大便难？师曰：亡津液，胃燥，故大便难。产妇郁冒，其脉微弱，呕不能食，大便反坚，但头汗出，所以然者，血虚而厥，厥而必冒，冒家欲解，必大汗出，以血虚下厥，孤阳上出，故但头汗出。所以生妇喜汗出者，亡阴血虚，阳气独盛，故当汗出，阴阳乃复。其大便坚，若呕不能食者，小柴胡汤主之，病解能食。七、八日而更发热者，此为胃热气实，承气汤主之。方在《伤寒》中。

妇人产得风续之，数十日不解，头微痛，恶寒，时时有热，心下坚，干呕，汗出，虽久，阳旦证续在，可与阳旦，方在《伤寒》中，桂枝是也。

妇人产后，中风发热，面正赤，喘而头痛，竹叶汤主之。

妇人产后腹中疠痛，可与当归羊肉汤。

师曰：产妇腹痛，烦满不得卧，法当枳实芍药汤主之。假令不愈者，此为腹中有干血著脐下，宜下瘀血汤。

妇人产后七、八日，无太阳证，少腹坚痛，此恶露不尽，不大便四、五日，跌阳脉微，实再倍，其人发热，日晡所烦躁者，不能食，谵语，利之则愈，宜承气汤。以热在里，结在膀胱也。

方在《伤寒》中。

妇人产中虚，烦乱呕逆，安中益气，竹皮大丸主之。

妇人热利，重下，新产虚极，白头翁加甘草汤主之。（《千金方》加阿胶）

平带下绝产无子亡血居经证第四

师曰：妇人带下、六极之病，脉浮则为肠鸣腹满，紧则为腹中痛，数则为阴中痒，洪则生疮，弦则阴疼掣痛。

师曰：带下有三门：一曰胞门，二曰龙门，三曰玉门。已产属胞门，未产属龙门，未嫁女属玉门。

问曰：未出门女有三病，何谓也？师曰：一病者，经水初下，阴中热，或有当风，或有扇者。二病者，或有以寒水洗之，三病者，或见丹下，惊怖得病，属带下。师曰：妇人带下，九实中事，假令得鼠乳之病，剧易，当剧有期，当庚辛为期。余皆仿此。

问曰：有一妇人，年五十所，病但苦背痛，时时腹中痛，少食多厌，喜膜胀，其脉阳微关尺小紧，形脉不相应，愿知所说？师曰：当问病者饮食何如。假令病者言，我不欲饮食，闻谷气臭者，病为在上焦。假令病者言，我少多为欲食，不食亦可，病为在中焦。假令病者言，我自饮食如故，病在下焦，为病属带下，治之。

妇人带下，经水不利，少腹满痛，经一月再见，土瓜根散主之。

妇人带下，脉浮，恶寒、漏下者，不治。

师曰：有一妇人将一女子，年十五所来诊。言女年十四时经水自下，今经反断，其母言恐怖。师曰：此女为是夫人亲女，非耶？若亲女者，当相为说之。妇人因答言：自是女尔。师曰：所以问者无他，夫人年十四时，亦以经水下，所以断，此为避年，勿怪，后当自下。

妇人少腹冷，恶寒久，年少者得之，此为无子；年大者得之，绝产。

师曰：脉微弱而涩，年少得此为无子，中年得此为绝产。

师曰：少阴脉浮而紧，紧则疝瘕，腹中痛，半产而堕伤。浮则亡血，绝产，恶寒。

师曰：肥人脉细，胞有寒，故令少子。其色黄者，胸上有寒。

妇人少腹硍磊转痛，而复自解，发汗无常，经反断，膀胱中结坚急痛，下引阴中气冲者，久必两胁拘急。

问曰：妇人年五十所，病下利，数十日不止，暮则发热，少腹里急痛，腹满，手掌热。唇口干燥，何也？师曰：此病属带下，何以故？曾经半产，瘀血在少腹中不去，何以知之？其证唇口干燥，故知之。当与温经汤。

问曰：妇人病下利，而经水反断者，何也？师曰：但当止利，经自当下，勿怪。所以利不止而血断者，但下利亡津液，故经断。利止，津液复，经自当下。

妇人血下，咽干而不渴，其经必断，此荣不足，本自有微寒，故不引饮。渴而引饮者，津液得通，荣卫自和，其经必复下。

师曰：寸口脉微而涩，微则卫气不足，涩则血气无余。卫不足，其息短，其形燥；血不足其形逆，荣卫俱虚，言语谬误。跌阳脉微而涩，微则胃气虚，虚则短气，咽燥而口苦，胃热涩则失液。少阴脉微而迟，微则无精，迟则阴中寒，涩则血不来，此为居经，三月一来。

师曰：脉微血气俱虚，年少者亡血也。乳子下利为可，不者，此为居经，三月一来。

问曰：妇人妊娠三月，师脉之，言此妇人非躯，今月经当下。其脉何类？何以别之？师曰：寸口脉，卫浮而大，荣反而弱，浮大则气强，反弱则少血，孤阳独呼，阴不能吸，二气不停，卫降荣竭，阴为积寒，阳为聚热，阳盛不润，经络不足，阴虚阳往（一作实），故令少血。时发洒淅，咽燥汗出，或溲稠数，多唾涎沫，此令重虚。津液漏泄，故知非躯，畜烦满溢，月禀一经，三月一来，阴盛则泻，名曰居经。

问曰：妇人年五十所，一朝而清血，二、三日不止。何以治之？师曰：此妇人前绝生，经水不下，今反清血，此为居经，不须治，当自止。经水下常五日止者，五日愈。

妇人月经一月再来者，经来，其脉欲自如常。而反微，不利，不汗出者，其经二月必来。

平郁冒五崩漏下经闭不利腹中诸病证第五

问曰：妇人病经水适下，而发其汗，则郁冒不知人，何也？师曰：经水下，故为里虚，而发其汗，为表复虚，此为表里俱虚，故令郁冒也。

问曰：妇人病如癫疾郁冒，一月二十余发。师脉之，反言带下，皆如师言，其脉何类？何以别之？师曰：寸口脉濡而紧，濡则阳气微，紧则荣中寒，阳微卫气虚，血竭凝寒，阴阳不和，邪气舍于荣卫，疾起少年时，经水来以合房室，移时过度，精感命门开，经下血虚，百脉皆张，中极感动阳动，微风激成寒，因虚舍荣卫，冷积于丹田，发动上冲，奔在胸膈，津液掩口入，涎唾涌溢出，眩冒状如厥，气冲髀里热，粗医为癫，灸之因大剧。

问曰：妇人病苦气上冲胸，眩冒，吐涎沫，髀里气冲热。师脉之，不名带下，其脉何类？何以别之？师曰：寸口脉沉而微，沉则卫气伏，微则荣气绝，阳伏则为疹，阴绝则亡血。病当小便不利，津液闭塞，今反小便通，微汗出，沉变为寒，咳逆呕沫，其肺成痿，津液竭少，亡血损经络，因寒为血厥，手足若痹，气从丹田起，上至胸胁，沉寒怫郁于上，胸中窒塞，气历阳部，面翕如醉，形体似肥，此乃浮虚，医反下之，长针，复重虚荣卫，久发眩冒，故知为血厥也。

问曰：五崩何等类？师曰：白崩者形如涕，赤崩者形如绛津，黄崩者形如烂瓜，青崩者形如蓝色，黑崩者形如衃血也。

师曰：有一妇人来脉，反得微涩，法当吐，若下利，而言不，因言夫人年几何？夫人年七七四十九，经水当断，反至今不止，以故致此虚也。

寸口脉弦而大，弦则为减，大则为芤，减则为寒，芤则为虚，寒虚相搏，脉则为革，妇人则半产、漏下，旋覆花汤主之。

妇人陷经漏下，黑不解，胶姜汤主之。

妇人经水不利，抵当汤主之。方在《伤寒》中。

妇人经水闭不利，脏坚僻不止，中有干血。下白物，矾石丸主之。

妇人腹中诸疾痛，当归芍药散主之。（一云：治怀妊腹中疼痛）

妇人腹中痛，小建中汤主之。方在《伤寒》中。（一云：腹中痛，小便利，理中汤主之）

平咽中如有炙脔[1]喜悲热入血室腹满证第六

妇人咽中如有炙脔状，半夏厚朴汤主之。

妇人脏燥，喜悲伤，欲哭，象如神灵所作，数欠，甘草小麦汤主之。

妇人中风，发热恶寒，经水适来，得之七、八日热除，脉迟，身凉，胸膈下满如结胸状，其人谵语，此为热入血室。当刺期门，随其虚实而取之。

妇人中风七、八日，续有寒热，发作有时，经水适断者，此为热入血室，其血必结，故使如疟状，发作有时，小柴胡汤主之。方在《伤寒》中。

妇人伤寒发热，经水适来，昼日了了，暮则谵语，如见鬼状，此为热入血室，无犯胃气，若上二焦，必当自愈。（二字疑）

阳明病，下血而谵语，此为热入血室，但头汗出者，当刺期门，随其实而泻之，濈然汗出者则愈。

妇人少腹满如敦敦状（《要略》云满而热），小便微难而不渴，生后（生后疑）者，此为水与血并结在血室，大黄甘遂汤主之。

平阴中寒转胞阴吹阴生疮脱下证第七

妇人阴寒，温中坐药，蛇床子散主之。

妇人着坐药，强下其经，目眶为痛，足跟难以践地，心中状如悬。

---

[1]脔：原本及人卫本均作"腐"，据人卫校注本改。下同。

问曰：有一妇人病，饮食如故，烦热不得卧，而反倚息者，何也？师曰：得病转胞，不得溺也。何以故？师曰：此人故肌盛，头举身满，今反羸瘦，头举中空感（一作减），胞系了戾，故致此病，但利小便则愈，宜服肾气丸，以中有茯苓故也。方在《虚劳》中。

师曰：脉得浮紧，法当身躯疼痛。设不痛者，当射云何，因当射言。若肠中痛、腹中鸣、咳者，因失便，妇人得此脉者，法当阴吹。

师曰：寸口脉浮而弱，浮则为虚，弱则无血，浮则短气，弱则有热，而自汗出。

跌阳脉浮而涩，浮则气满，涩则有寒，喜噫吞酸。其气而下，少腹则寒。

少阴脉弱而微，微则少血，弱则生风，微弱相搏，阴中恶寒，胃气下泄，吹而正喧。

师曰：胃气下泄，吹而正喧，此谷气之实也，膏发煎导之。

少阴脉滑而数者，阴中则生疮。

少阴脉数则气淋，阴中生疮。

妇人阴中蚀疮烂，狼牙汤洗之。

妇人脏肿如瓜，阴中疼引腰痛者，杏仁汤主之。

少阴脉弦者，白肠必挺核。

少阴脉浮而动，浮为虚，动为痛，妇人则脱下。

平妇人病生死证第八

诊妇人漏血下赤白，日下血数升，脉急疾者，死；迟者，生。

诊妇人漏下赤白不止，脉小虚滑者，生；大紧实数者，死。

诊妇人新生乳子，脉沉小滑者，生；实大坚弦急者，死。

诊妇人疝、瘕、积、聚，脉弦急者，生；虚弱小者，死。

诊妇人新生乳子。因得热病，其脉弦小，四肢温者，生；寒清者，死。

诊妇人生产，因中风、伤寒、热病，喘鸣而肩息，脉实大浮缓者，生；小急者，死。

诊妇人生产之后，寸口脉焱疾不调者，死；沉微附骨不绝者，生。

金疮在阴处，出血不绝，阴脉不能至阳者，死；接阳而复出者，生。

平小儿杂病证第九

小儿脉，呼吸八至者平，九至者伤，十至者困。

诊小儿脉，多雀斗，要以三部脉为主。若紧为风痫，沉者乳不消，弦急者客忤气。

小儿是其日数应变蒸之时，身热脉乱，汗不出，不欲食，食辄吐呃者，脉乱无苦也。

小儿脉沉而数者，骨间有热，欲以腹按冷清也。

小儿大便赤，青瓣，飧泄，脉小，手足寒，难已；脉小，手足温，易已。

小儿病困，汗出如珠，著身不流者，死。

小儿病，其头毛皆上逆者，必死。耳间青脉起者，瘈痛。

小儿病而囟陷入，其口唇干，目皮反，口中出气冷，还与头相抵，卧不举身，手足四肢垂，其卧正直，如得缚，其掌中冷，皆死，至十日，不可复治之。

卷十

手检图二十一部

经言：肺者，人之五脏华盖也，上以应天，解理万物，主行精气，法五行、四时，知五味。寸口之中，阴阳交会，中有五部。前、后、左、右，各有所主，上、下、中央，分为九道。浮、沉、结、散，知邪所在，其道奈何？岐伯曰：脉大而弱者，气实血虚也；脉大而长者，病在下候；浮直上下交通者，阳脉也。坚在肾，急在肝，实在肺。前如外者，足太阳也；中央如外者，足阳明也；后如外者，足少阳也。中央直前者，手少阴也；中央直中者，手心主也；中央直后者，手太阴也。前如内者，足厥阴也；中央如内者，足太阴也。后如内者，足少阴也。前部左右弹者，阳跷也；中部左右弹者，带脉也；后部左右弹者，阴跷也。从少阳之厥阴者，阴维也；从少阴之太阳者，阳维也。来大时小者，阴络也；来小时大者，阳络也。

前如外者，足太阳也。动，苦头、项、腰、痛，浮为风，涩为寒热，紧为宿食。

前如外者，足太阳也。动，苦目眩，头、颈、项腰、背强痛也。男子阴下湿，女子月水不利，少腹痛，引命门、阴中痛，子脏闭。浮为风，涩为寒血，滑为劳热，紧为宿食，针入九分。却至六分。

中央如外者，足阳明也。动，苦头痛，面赤，微滑，苦大便不利，肠鸣，不能食，足胫痹。

中央如外者，足阳明也。动，苦头痛，面赤热，浮微滑，苦大便不利，喜气满。滑者为饮，涩为嗜卧，肠鸣不能食，足胕痹。针入九分，却至六分。后如外者，足少阳也。动，苦腰、背、胻、股、肢节痛。

后如外者，足少阳也。浮为气涩，涩为风、血，急为转筋，弦为劳。针入九分，却至六分。

上足三阳脉

前如内者，足厥阴也。动，苦少腹痛，月经不利，子脏闭。

前如内者，足厥阴也。动，苦少腹痛与腰相连，大便不利，小便难，茎中痛，女子月水不利，阴中寒，子户壅绝内，少腹急；男子疝气，两丸上入，淋也。针入六分，却至三分。

中央如内者，足太阴也。动，苦胃中痛，食不下，咳唾有血，足胫寒，少气，身重，从腰上状如居水中。

中央如内者，足太阴也。动，苦腹满，上管有寒，食不下，病以饮食得之。沉涩者，苦身重，四肢不动，食不化，烦满，不能卧，足胫痛，苦寒，时咳血，泄利黄。针入六分，却至三分。

后如内者，足少阴也。动，苦少腹痛，与心相引背痛，淋。从高堕下，伤于内小便血。后如内者，足少阴也。动，苦小腹痛，与心相引背痛，淋。从高堕下，伤於尻内，便血里急，月水来，上抢心，胸胁满拘急，股里急也。针入六分，却至三分。上足三阴脉。

前部左右弹者，阳跷也。动，苦腰背痛，微涩为风痹。取阳跷。

前部左右弹者，阳跷也。动，苦腰痛，癫痫，恶风，偏枯，僵仆羊鸣，痛痹，皮肤身体强（一作淫）痹。直取阳跷，在外踝上三寸，直绝骨是。

中部左右弹者，带脉也。动，苦少腹痛引命门，女子月水不来，绝经复下止，阴辟寒，令人无子，男子苦少腹拘急，或失精也。

后部左右弹者阴跷也。动，苦癫痫，寒热，皮肤强（一作淫）痹。

后部左右弹者，阴跷也。动，苦少腹痛，里急，腰及髋窌下相连阴中痛，男子阴疝，女子漏下不止。

上阴跷、阳跷、带脉。

中央直前者，手少阴也。动，苦心痛微坚，腹胁急。实坚者，为感忤；纯虚者，为下利，肠鸣。滑者，为有娠，女子阴中痒痛，痛出玉门上一分前。

中央直中者，手心主也。动，苦心痛，面赤，食苦，咽多，喜怒。微浮者，苦悲伤，恍惚不乐也。涩为心下寒。沉为恐怖，如人捕之状也。时寒热，有血气。

中央直后者，手太阴也。动，苦咳逆，气不得息。浮为内风。紧涩者，胸中有积热，时咳血也，有沉热。

上手三阴脉。

从少阴斜至太阳，是阳维也。动，苦肌肉痹痒。

从少阴斜至太阳，是阳维也。动，苦癫，僵仆羊鸣，手足相引，甚者失音，不能言，癫疾。直取客主人，两阳维脉，在外踝绝骨下二寸。

从少阳斜至厥阴，是阴维也。动，苦癫痫，僵仆羊鸣。

从少阳斜至厥阴，是阴维也。动，苦僵仆，失音，肌肉淫，痒痹。汗出恶风。

脉来暂大暂小，是阴络也（一作结）。动，苦肉痹，应时自发，身洗洗也。

脉来暂小暂大者，是阳络也。（一作结）。动，苦皮肤痛，下部不仁，汗出而寒也。

上阳维阴维阳络阴络脉[1]。

肺脉之来也。如循榆叶，曰平。如风吹毛，曰病。状如连珠者死，期丙丁日，禺中日中。

心脉之来也，如反笋莞大，曰平。如连珠，曰病。前曲后居如带钩者，死。期壬癸日，人定夜半。

肝脉之来也，搏而弱，曰平。如张新弓弦，曰病。如鸡践地者，死。期庚辛日，晡时日入。

脾脉之来也，阿阿如缓，曰平。来如鸡举足，曰病。如鸟之啄，如水之漏者，死。期甲乙日，平旦日出。

肾脉之来也，微细以长，曰平。来如弹石，曰病。去如解索者，死，期戊己日，食时、日昳、黄昏、鸡鸣。

上平五脏脉[2]。

寸口中脉躁竞关，尺中无脉，应阳干阴也。动，苦腰背、腹痛，阴中若伤，足寒。刺足太阳，少阴直绝骨，入九分，灸太阴五壮。

尺中脉坚实竞关，寸口无脉，应阴干阳也。动，苦两胫腰重，少腹痛，癫疾。刺足太阴踝上三寸，针入五分。又灸太阳、阳蹻，在足外踝上三寸直绝骨是也。

寸口脉紧，直至鱼际下，小按之如持维干（一作鸡毛）状，其病肠鸣，足痹痛酸，腹满，不能食，得之寒湿。刺阳维，在外踝上三寸间也，入五分。此脉出鱼际。

寸口脉沉著骨，反仰其手，乃得之，此肾脉也。动，苦少腹痛，腰体酸，癫疾。刺肾俞，入七分。又刺阴维，入五分。

[1]脉：此至前"上"10字原本无，据人卫本补。此后至下文"肺脉之来也"之前，人卫本尚有任部督三脉共81字。

[2]上平五脏脉：原本无，据人卫本补。

　　初持寸口中脉，如细坚状，久按之，大而深。动，苦心下有寒，胸胁苦痛，阴中痛，不欲近丈夫也，此阴逆。刺期门，入六分。又刺肾俞，入五分，可灸胃管七壮。

　　初持寸口中脉，如躁状洪大，久按之，细而牢坚。动，苦腰腹相引痛，以下至足胻重也，不能食。刺肾俞，入四分至五分，亦可灸胃管七壮。

　　尺寸俱沉，但有关上脉，苦寒，心下痛。

　　尺寸俱沉，关上无有者，苦心下喘。

　　尺寸俱数，有热；俱迟，有寒。

　　尺寸俱微，厥，血气不足，其人少气。

　　尺寸俱濡弱，发热，恶寒，出汗。（一云内蕴热，手足逆冷，汗出）

　　寸口沉，胸中痛，引背。（一云短气）

　　关上沉，心痛，上吞酸。

　　尺中沉，引背痛。

　　寸口伏，胸中有逆气。

　　关上伏，有水气，泄溏。

　　尺中伏，水谷不消。

　　寸口弦，胃中拘急。（一作心下慄慄）

　　关上弦，胃中有寒，心下拘急。

　　尺中弦，少腹、脐下拘急。

　　寸口紧，头痛，逆气。

　　关上紧，心下痛。

　　尺中紧，脐下少腹痛。

　　寸口涩，无阳，少气。

　　关上涩，无血，厥冷。

尺中涩，无阴，厥冷。

寸口微，无阳，外寒。

关上微，中实（一作胃虚），能食，故里急。（一作无胃气）

尺中微，无阴，厥冷，腹中拘急。

寸口滑，胸满逆。

关上滑，中实逆。

尺中滑，下利，少气。

寸口数，即吐。

关上数，胃中有热。

尺中数，恶寒，小便赤黄。

寸口实，即生热；虚，即生寒。

关上实，即痛；虚，即胀满。

尺中实，即小便难，少腹牢痛；虚，即闭涩。

寸口芤，吐血；微芤，衄血。

关上芤，胃中虚。

尺中芤，下血；微芤，小便血。

寸口浮，其人中风，发热、头痛。

关上浮，腹痛，心下满。

尺中浮，小便难。

寸口迟，上焦有寒。

关上迟，胃有寒。

尺中迟，下焦有寒，背痛。

寸口濡，阳弱，自汗出。

关上濡，下重。

尺中濡，少血，发热，恶寒。

寸弱，阳气少。

关弱，无胃气。

尺弱，少血。

上杂言三部二十四种脉[1]。

---

[1]脉：此至前"上"10字原本无，据人卫本补。